ÉTUDE CLINIQUE

DE L'EMPLOI ET DES EFFETS

DU

BAIN D'AIR COMPRIMÉ

DANS LE TRAITEMENT DE DIVERSES MALADIES

SELON LES PROCÉDÉS

médico-pneumatiques ou d'atmosphérie de M. Émile TABARIÉ;

PAR

M. E. BERTIN

Directeur de l'Établissement médico-pneumatique de Montpellier; Professeur-Agrégé de la Faculté de Médecine et Médecin des prisons cellulaires de la même ville; Médecin-inspecteur des eaux de Foncaude; Membre titulaire de l'Académie des Sciences et Lettres, de la Société de médecine-pratique et de la Société d'hydrologie médicale de Montpellier; Correspondant de la Société Impériale de médecine de Marseille, de la Société d'hydrologie médicale de Paris, etc.

A PARIS

J.-B. BAILLIÈRE, Libraire de l'Académie impériale de médecine,
rue Hautefeuille, 19.

A LONDRES

H. BAILLIÈRE, Libraire, 219, Regent-street.
A NEW-YORCK, chez H. BAILLIÈRE, 290, Broadway.
A MADRID, chez C. BAILLY-BAILLIÈRE, calle del Principe, 11.
A MONTPELLIER. — VIRENQUE, Libraire, rue Barralerie.

1855

ÉTUDE CLINIQUE

de l'emploi et des effets

DU

BAIN D'AIR COMPRIMÉ

Te 7/5

ÉTUDE CLINIQUE

DE L'EMPLOI ET DES EFFETS

DU

BAIN D'AIR COMPRIMÉ

DANS LE TRAITEMENT DE DIVERSES MALADIES

SELON LES PROCÉDÉS

médico-pneumatiques ou d'atmosphérie de M. Émile TABARIÉ ;

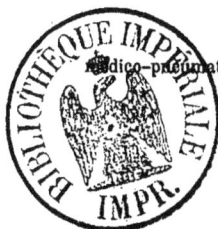

PAR

M. É. BERTIN

Directeur de l'Établissement médico-pneumatique de Montpellier ; Professeur-Agrégé de la Faculté de Médecine et Médecin des prisons cellulaires de la même ville ; Médecin-inspecteur des eaux de Foncaude ; Membre titulaire de l'Académie des Sciences et Lettres , de la Société de médecine-pratique et de la Société d'hydrologie médicale de Montpellier ; Correspondant de la Société Impériale de médecine de Marseille, de la Société d'hydrologie médicale de Paris , etc.

A PARIS

J.-B. BAILLIÈRE, Libraire de l'Académie impériale de médecine, rue Hautefeuille, 9.

A LONDRES

H. BAILLIÈRE, Libraire, 219, Regent-street.

A NEW-YORCK, chez H. BAILLIÈRE, 290, Broadway.

A MADRID, chez C. BAILLY-BAILLIÈRE, calle del Principe, 11.

A MONTPELLIER. — VIRENQUE, Libraire, rue Barralerie.

1855

M. L. ÉMILE TABARIÉ,

MON CHER AMI,

Tes travaux et la communication bienveillante que j'en ai reçue, sont la source première des études dont je commence aujourd'hui la publication.

En te les dédiant, j'accomplis un devoir qui m'est bien doux, celui de te rendre ce qui t'appartient ; j'obéis à un sentiment non moins cher à mon cœur, celui de l'amitié, qui fut toujours entre nous la cause du plus affectueux dévouement.

Quand tu veux bien m'associer à ton œuvre, puisse le faible contingent que j'y apporte, aider à faire apprécier sa haute importance, à populariser ses utiles applications.

Ton ami,

É. BERTIN.

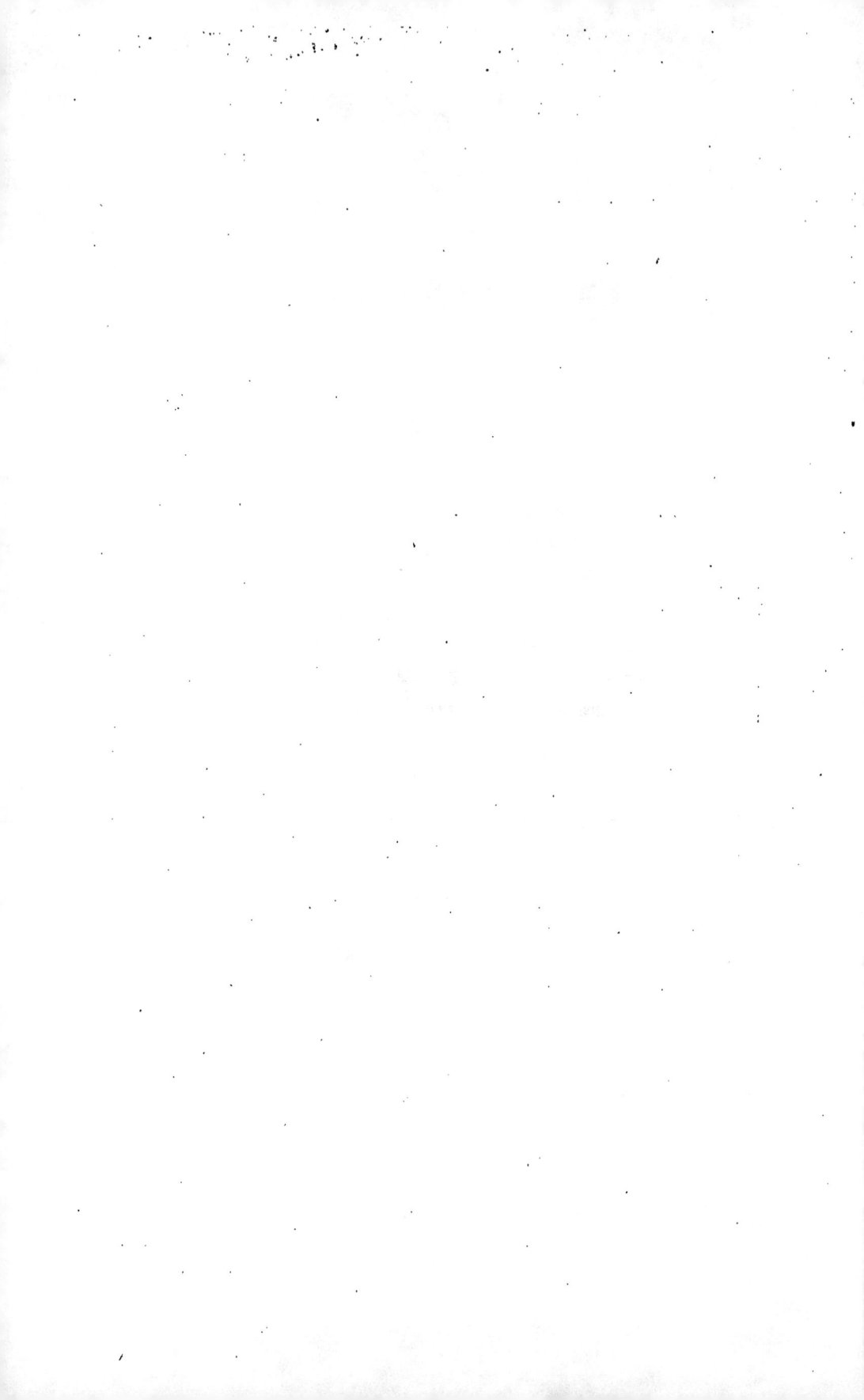

ÉTUDE CLINIQUE

DE L'EMPLOI ET DES EFFETS

DU

BAIN D'AIR COMPRIMÉ

DANS LE TRAITEMENT DE DIVERSES MALADIES

SELON LES PROCÉDÉS

médico-pneumatiques ou d'atmosphérie de **M. Émile TABARIÉ.**

HISTORIQUE. — DESCRIPTION SOMMAIRE DES PROCÉDÉS ET DES APPAREILS.

Les expériences de Torricelli et de Pascal avaient à peine mis hors de doute la pesanteur de l'air, que les médecins placèrent, avec raison, les variations naturelles que peut offrir la densité de l'atmosphère, au nombre des modificateurs généraux des phénomènes de la santé. Les indications barométriques furent, dès-lors, soigneusement constatées dans l'appréciation des causes qui pouvaient donner naissance aux constitutions médicales.

Plus tard , des voyages tentés pour parvenir au sommet des plus hautes montagnes , des ascensions aérostatiques, montrèrent qu'en s'élevant rapidement à de très-grandes hauteurs , l'homme se trouvait péniblement affecté , et que les plus importantes de ses fonctions vitales éprouvaient un état de gêne, d'irrégularité susceptible de devenir un état pathologique. Ces derniers effets n'étaient que la reproduction exagérée de ce qu'éprouve l'homme quand la colonne barométrique s'abaisse seulement de quelques centimètres, sous l'influence des variations atmosphériques naturelles ; aussi furent-ils rapportés, sans aucune hésitation, à la grande raréfaction de l'air dans les régions élevées.

Une fois en possession de cette vérité : qu'une grande raréfaction de l'air exaltait jusqu'au degré morbide le simple malaise produit par une légère diminution de sa densité , comment n'a-t-on pas été amené à rechercher quels seraient au contraire les résultats d'une pression augmentée ? On n'ignorait pas qu'il suffisait d'une élévation d'un ou deux centimètres dans la colonne barométrique, pour activer et rendre plus facile le jeu naturel de nos principales fonctions : comment n'a-t-on pas voulu savoir si plus de bien-être , plus de santé ne seraient pas la conséquence d'une pression plus forte encore ?

Toute tentative, toute recherche à ce sujet , étaient-elles arrêtées, comme on se plaît à le répéter, par le danger que l'on attribuait au séjour sous la cloche du plongeur ; par la crainte qu'une plus grande masse d'oxygène introduite dans les poumons au moyen d'un air

condensé, ne devînt une cause de perturbation, d'exalta-
tion funeste dans les fonctions de la vie ? Etait-ce
l'impossibilité de créer des circonstances propres à faire
apprécier la valeur de semblables observations, qui forçait
à les négliger ? Le manque d'instruments favorables a-
t-il seul retardé une étude qui ouvrait devant nous un si
vaste champ de recherches et d'applications ? Toutes ces
causes ont pu avoir leur influence, on ne saurait le nier ;
mais là n'étaient pas toutes les difficultés.

La détermination des résultats produits par l'élévation
de la pression atmosphérique, se rattachait à l'étude
générale des effets que les variations de pression, de constitution et d'équilibre de l'atmosphère devaient exercer
sur l'homme sain ou malade. Or, cette vaste question de
physique médicale, qui touchait à la fois et de la manière la
plus intime, à l'hygiène et à la thérapeutique ; qui portait
dans son sein les indices révélateurs des plus salutaires
influences ; qui restait cachée dans des phénomènes complexes recueillis par l'observation, mais mal interprétés
par elle, puisqu'elle arrivait à des conclusions toutes différentes de celles que des appréciations plus vraies devaient un jour en retirer ; cette question pouvait-elle être
abordée sans faire reconnaître l'inévitable nécessité de
longs travaux, de recherches difficiles et suivies ? En
présence de tant de difficultés et comme s'il avait le
pressentiment de tout ce qu'il aurait à donner de temps,
de méditation et de travail à cette nouvelle branche de
la science, l'esprit humain s'arrêta longtemps devant
elle, ainsi qu'il l'a fait, du reste, pour tant d'autres

agents physiques utilisés aujourd'hui avec de si grands
avantages? C'est le sort réservé aux idées les plus fé-
condes : des siècles s'écoulent entre l'apparition du
premier fait auquel elles se rattachent et l'époque de leur
complet développement.

Grâce à de savantes et laborieuses recherches, de la
part d'un homme qui en eut l'inspiration la plus spon-
tanée, qui s'en est fait une tâche et qui lui a consacré
de longues années de persévérance et d'efforts, la question relative aux influences atmosphériques eut, moins
que d'autres, à souffrir de pénibles lenteurs avant d'être
complètement éclairée. Partant de cette idée éminemment philosophique que l'air atmosphérique, cet élément
indispensable à l'existence de tout être organisé, devait
aussi, par les modifications de ses qualités physiques
et chimiques, devenir une source inépuisable d'influences
utiles à exercer sur l'organisme, M. Émile Tabarié
s'était livré, dès 1832 [1], à des études que le raisonnement et l'expérience agrandirent sans cesse devant lui,
et dans lesquelles ce qu'il avait considéré d'abord comme
un puissant modificateur hygiénique, ne tarda pas à
prendre les caractères d'un agent thérapeutique de la
plus haute importance. Je ne saurais rappeler ici les considérations philosophiques que renferme le mémoire qu'il
a communiqué à l'Institut : déductions rigoureuses d'une
observation attentive des faits, sources d'application,
pour lesquelles il fallut chaque fois inventer des instru-

[1] Premier envoi fait à l'Institut, le 7 décembre 1832.

ments, des appareils faciles à manœuvrer ; les idées nouvelles que ce travail contient, servent de base à tout. un nouveau système de médication, dont l'air atmosphérique modifié est le seul agent. Les procédés, au moyen desquels on peut en faire l'application, sont résumés dans le passage suivant, que j'emprunte à M. Tabarié.

« Les influences physiologiques qui dérivent des mo-
» difications que l'on peut faire subir à la pression de
» l'atmosphère, se sont présentées à moi sous divers
» points de vue, selon qu'elles touchent au degré d'in-
» tensité ou à l'équilibre de cette pression ; et dans ce
» dernier aspect, une distinction même est à faire, sui-
» vant que l'équilibre est rompu seulement sur une partie
» plus ou moins grande des surfaces du corps, ou sur la
» totalité des surfaces externes mises en opposition avec
» les surfaces internes.

» De là, j'ai pu tirer six procédés différents, dont la
» pression de l'air forme l'unique base, et dont l'utilité
» variée peut répondre à des indications hygiéniques et
» thérapeutiques nombreuses.

» Ces procédés comprennent :

» 1° La condensation générale de l'air sur toute l'éco-
» nomie ;

» 2° La condensation locale sur les membres ;

» 3° La raréfaction locale sur les membres ;

» 4° La condensation et la raréfaction alternatives et
» locales, ou ondulations sur les membres ;

» 5° La raréfaction sur toute l'habitude du corps, sauf
» la tête ;

  » 6° Le jeu des condensations et des raréfactions
» alternatives sur toute l'habitude du corps, sauf la
» bouche ; d'où résulte une respiration artificielle et
» complète contre l'asphyxie[1]. »

On le voit par cet exposé : le procédé relatif à l'emploi de l'air comprimé, qui, du reste, fera seul l'objet
de ce travail, est en tête du système de médication qu'a
créé M. Tabarié[2]. Mais, comment cette modification des
qualités physiques de l'air, si généralement redoutée
jusqu'alors, se range-t-elle, au contraire, au nombre
des influences les plus bienfaisantes? C'est qu'une étude,
et plus attentive et plus profonde des faits que j'ai rap-
pelés, avait conduit l'auteur de ce système à ne plus
envisager l'air comprimé comme une force simple,
n'opérant sur l'économie qui lui est soumise que par un
mode d'action unique, toujours le même. Il avait, au
contraire, reconnu dans cette action deux modes bien
distincts, et dans leur manière de se produire et surtout

[1] *Comptes-rendus hebdomadaires des séances de l'Académie des
sciences de l'Institut,* tom. **VI**, pag. 896 et 897.

[2] Ce cercle de procédés tirés de l'atmosphère, vient encore
d'être agrandi par son auteur, dans l'ordre des modifications chimiques de ce milieu.

Les conditions plus complexes à remplir sous ce dernier rapport,
ont rendu la solution pratique du procédé nouveau, plus difficile
et plus tardive.

Il ne nous appartient pas d'anticiper sur les applications qui en
découlent.

dans les effets qu'ils déterminent. L'un tient au passage
rapide d'une pression inférieure à une pression plus
élevée et réciproquement ; il constitue des transitions
perturbatrices. L'autre se rattache à l'action bienfaisante
d'une pression déterminée et continue, qui reste invariable pendant un temps plus ou moins long. Éclairé par
une juste appréciation de ces influences si diverses ; for-
tifié dans ses convictions par des expériences sagement
dirigées, M. Tabarié avait compris et démontré, qu'aux
influences transitoires et opérées sans ménagement, il
fallait rapporter tous les désordres qui surviennent alors
dans l'accomplissement des principales fonctions ; et,
qu'au contraire, sous l'influence soutenue d'une pression
augmentée, on voyait se rétablir le calme et la régularité
normale. Ainsi, dans l'emploi de l'air comprimé, le
premier mode d'action était une influence pernicieuse
qu'il s'agisssait d'écarter ; le second était, au contraire,
une source d'effets salutaires qu'il fallait soigneusement
affranchir de l'action des transitions brusques [1].

[1] Tandis que M. Tabarié se livrait à ses laborieuses recherches,
dans un cadre qui devait embrasser les diverses applications de
l'air comprimé sous les rapports physiques, chimiques et dyna-
miques, cadre trop vaste pour qu'il pût en fournir toutes les
parties simultanément, M. le docteur Junod, auquel nous devons
l'importation en France des grandes ventouses du docteur Arnolt,
de Dublin [*], faisait spontanément une expérience décevante sur les
effets physiologiques de l'air condensé, d'après une méthode propre
à lui en dérober le vrai caractère et à faire méconnaître à la science
la valeur thérapeutique de ce puissant modificateur. M. Junod ne

[*] *Gazette Médicale de Paris*, tom. I, pag. 365. N° 47, du 18 mai 1833.

La détermination du degré le plus efficace à établir dans la pression, était aussi un élément de succès très-important. M. Tabarié nous l'a donné, dès le principe, avec une justesse dont on n'a pas eu à s'écarter. Ce serait une erreur de croire qu'il en soit de la pression atmosphérique comme d'une autre influence dont l'intensité doit être proportionnée au besoin. D'après ce qui vient d'être dit tout à l'heure, la compression de l'air tient son effet curatif, non d'un rapport de ses degrés quelconques avec la nature des maladies, mais de la continuité fixe d'un degré donné. Il y a donc moins à

se contentait pas de brusquer les transitions, il les aggravait, dans l'idée de rendre les résultats plus saillants, en mettant en opposition directe et rapide une raréfaction à une condensation, et *vice versâ*. Mais il n'obtenait ainsi que des effets de perturbation, *la fréquence du pouls, l'excitation encéphalique, le délire, l'ivresse*, et l'on comprend, d'après ces phénomènes, qu'une méthode capable de les susciter presque instantanément chez *l'homme bien portant*, eût été mortelle pour l'homme malade. Cette expérience négative, que le savant rapporteur de l'Académie des sciences de l'Institut, M. Magendie, déclarait *non susceptible d'application médicale* [*], ne fait que mieux sentir le prix de la distinction entre les phénomènes de la transition et ceux de la continuité, distinction essentielle qui fit la découverte de l'action hygiénique et thérapeutique de l'air condensé, et que M. Tabarié tira de sa méthode particulière d'expérimentation, par affaiblissement du terme transitoire et prolongation du terme fixe.

Il n'est donc pas étonnant que le traitement des maladies par l'air comprimé, n'ait point pris sa base sur les expériences à contre-sens de M. Junod et, qu'au contraire, ce traitement si précieux, dû à M. Tabarié, soit devenu leur réfutation la plus manifeste.

[*] *Séances de l'Académie des sciences de l'Institut*, 24 août 1835.

graduer la pression selon l'état des sujets, qu'à la rendre
généralement aussi invariable que possible. Ce serait une
erreur plus grande encore de penser que la pression fût
d'autant plus active qu'elle serait plus haute, et que les
résultats iraient croissant avec l'élévation du degré. Il
faut sans doute atteindre un point où l'action devienne
puissante ; et l'expérience montre que ce point n'est pas
très-haut placé, en sorte qu'on peut y monter et en
redescendre sans avoir trop de temps à sacrifier à l'amor-
tissement des transitions. Mais, une fois ce point utile
obtenu, le doubler, le tripler, non-seulement n'ajoute-
rait pas à l'effet salutaire, mais, au contraire, risquerait
de le compromettre en prolongeant, et en aggravant d'autant les périodes transitoires, qui sont l'écueil à éviter.
C'est pourquoi, dit M. Tabarié, « on obtient de meilleurs
» résultats à des pressions médiocres qu'à des degrés plus
» élevés ; et, pour le reconnaître, il n'est pas besoin d'une
» grande différence : deux cinquièmes d'atmosphère en
» plus réussissent mieux que deux tiers [1]. »

C'est en étudiant, sous ces nouvelles et précieuses
données, l'action hygiénique et thérapeutique de l'air
comprimé, que M. Tabarié était parvenu à en tracer
l'histoire générale, dans les premières communications
qu'il avait portées à l'Institut. Il serait difficile de signaler
un exemple où les applications pratiques aient sanctionné
d'une manière plus authentique et plus absolue, les pré-

[1] *Comptes-rendus hebdomadaires des séances de l'Académie des sciences de l'Institut*, tom. XI, pag. 27.

visions que de sages inductions peuvent tirer des faits,
quand ils sont observés d'une manière philosophique; il
serait difficile de donner, dès l'abord, l'histoire plus
complète d'un point scientifique quelconque; ainsi, la
distinction des deux modes d'agir de l'air comprimé,
son degré utile, l'appréciation de ses effets physiologiques, ses applications hygiéniques, son action thérapeutique avec ses indications précises dans certaines
maladies générales ou locales, aiguës ou chroniques, et
ses contre-indications manifestes dans d'autres : tout était
déterminé [1].

[1] Le monde médical n'a pas dû voir sans étonnement apparaître,
en 1851, sur l'emploi thérapeutique de l'air comprimé, une publication du docteur Pravaz, dans laquelle ce médecin orthopé-
diste de Lyon, semble avoir pris à tâche de laisser dans l'ombre
toutes les conditions essentielles au succès de ce puissant modificateur, comme pour effacer l'honneur qui revient à son inventeur,
M. Tabarié, de les avoir conçues et déterminées le premier; et
cependant, c'est aux communications généreuses de celui-ci que
M. Pravaz dut de se détourner de la ligne périlleuse dans laquelle
il s'était d'abord engagé, en suivant les précédents de M. Junod.
Il est incontestable, comme l'a démontré M. Tabarié, que l'air
comprimé rapidement et sans gradations, constituerait l'une des
influences les plus redoutables auxquelles on puisse soumettre des
malades, et que sa vertu curative ne ressort que de son affranchis-
sement de toutes brusques transitions et de sa continuité fixe ga-
rantie par la perfection des appareils. Or, M. Pravaz, ne disposant
que d'un appareil défectueux, ne put pas même profiter complètement de ces révélations essentielles; et toutefois, il s'établit en
novateur sur ce terrain comme sur son domaine, évitant le plus
souvent d'expliquer, dans les observations qu'il rapporte, le degré
et la durée de la compression d'air qu'il a mis en usage. Lorsque,

Chargé par la bienveillante confiance de M. Tabarié, de la direction de l'établissement dont il jeta les premiers fondements en 1840, à Montpellier, et dont il a récemment agrandi et perfectionné le service public; dépositaire de toutes les idées qu'il avait acquises; riche, en un mot, de tout ce qu'il avait bien voulu me transmettre de son expérience, j'ai pu, mieux que personne, juger du caractère complet, de la réalité absolue des notions arrêtées par ses longues et persévérantes recherches. Aussi, dans toutes les applications que j'ai pu faire, je n'ai jamais eu qu'à suivre des indications données, qu'à répéter des observations déjà faites; et le travail que je présente ne peut avoir d'autre prétention que celle de fournir des faits recueillis comme une confirmation authentique de tout ce qu'avait annoncé M. Tabarié.

L'appareil métallique et très-résistant, au moyen duquel s'administre le *bain d'air comprimé*, forme un petit appartement circulaire, une sorte de boudoir élégamment décoré, et dans lequel deux personnes peuvent à la fois se placer très-commodément. On y pénètre par une issue que forme une porte de grandeur ordinaire et retenue par le seul effort de l'air. Trois grandes ouvertures circulaires garnies de glaces doubles, susceptibles de soutenir une pression infiniment supérieure à celle du

---

par exception, il précise ces éléments, d'où dépend l'efficacité du traitement pneumatique, ce sont 12 à 14 centimètres de pression, et 15 à 20 minutes de séance : conditions illusoires qui dépouillent le travail de M. Pravaz de tout intérêt expérimental, et ne permettent de le considérer que comme une œuvre dogmatique.

bain d'air comprimé, laissent pénétrer dans l'appareil un grand jour qu'on peut éteindre à volonté. Un calme que trouble à peine le bruissement de l'air qui se renouvelle et s'enfuit après avoir servi à la respiration, calme si favorable, je dirai presque si indispensable à l'action de l'air comprimé, est la conséquence des minutieuses précautions qui entourent le malade : il lui permet un sommeil facile, s'il veut un instant cesser de lire ou de s'occuper de toute autre manière plus à son gré.

Après avoir entouré le malade de confortable, après avoir éloigné de lui tout ce qui pourrait donner naissance à la plus légère appréhension, M. Tabarié a réglé l'accumulation de l'air dans ses appareils, de manière à éviter ces transitions brusques, dont il avait reconnu l'action perturbatrice. La pression s'accroît avec une telle lenteur, qu'il ne faut pas moins d'une demi-heure pour atteindre le degré auquel on veut arriver au-dessus du poids de l'atmosphère, et les changements successifs qui s'opèrent alors dans le nouveau milieu dont on est entouré, sont assujettis à des gradations si douces, si ménagées, qu'elles ont lieu, en quelque sorte, sans qu'on en ait conscience.

L'air est refoulé sous les appareils, par une pompe aspirante et foulante, mise en jeu par une machine à vapeur.

Ici, plusieurs conditions étaient indispensables : l'air devait se renouveler assez rapidement pour qu'il restât constamment pur et qu'il fût d'un instant à l'autre dépouillé de celui que la respiration des malades avait altéré ; il fallait calculer son renouvellement de telle sorte qu'il fût plus que suffisant, qu'il ne devînt pas incommode par le bruit, nuisible par sa rapidité ou cause d'une sensation pénible par sa température; enfin, la nature du mal, les goûts du malade quand il n'y aurait nul danger à les suivre, les modifications inévitables de la température de l'air sous le degré de densité qu'on lui donne, étaient autant de circonstances qui imposaient la nécessité de pouvoir, à volonté et dans le cours d'une même séance, donner, selon les besoins et la saison, un air plus ou moins frais, plus ou moins chaud.

Toutes ces circonstances ont été prévues; toutes ces exigences légitimes et devant lesquelles on ne pouvait pas reculer, ont été minutieusement satisfaites. Manomètre, régulateur, tambour de communication à deux soupapes, calorifère, réfrigérant, récipient intermédiaire : rien ne manque pour apprécier le degré de pression, pour le limiter au point voulu, pour communiquer du dedans au dehors, du dehors au dedans, pour chauffer l'air ou pour le rafraîchir, pour éteindre le bruissement et pour amortir les secousses, tout est ménagé de façon que, dans une condition atmosphérique si différente de la condition ordinaire, on ne se doute pas qu'on soit sorti de celle-ci, sauf par le bien qu'on en retire. La même prévoyance qui règle les ménagements avec lesquels la pression s'élève dans les appareils, assure la constance du degré élevé que l'on veut atteindre pendant tout le temps où il doit agir, et préside à la diminution lente et graduée qui ramène le malade à la pression atmosphérique.

Le bain d'air comprimé dure ordinairement deux heures ; la première demi-heure[1] est consacrée à porter la pression à 30 ou 32 centimètres au-dessus de celle de l'atmosphère. Le malade y reste soumis sans variation pendant une heure consécutive, et, enfin, dans la dernière demi-heure, une pression régulièrement décroissante ramène peu à peu l'intérieur de l'appareil à la pression de l'air qui nous entoure.

Que se passe-t-il chez le malade pendant qu'il est ainsi placé sous une atmosphère différente de la nôtre ? quelles sont les sensations particulières qu'il éprouve ? quels sont les changements qui s'opèrent dans le tissu

---

[1] « ..... Mais, pour bien constater l'action de l'air condensé, il » faut expérimenter avec toutes les précautions que j'ai indiquées » dès l'origine, de manière à écarter les effets complexes qui déri- » vent des brusques transitions ; car celles-ci peuvent donner lieu » à des phénomènes diamétralement inverses de ceux qui provien-. » nent d'une compression uniforme et soutenue ; ainsi, par exemple, » cette compression abaisse la circulation du sang, les transitions » non ménagées l'élèvent et la troublent ; la compression arrête et » dissipe les hémorrhagies, les transitions brusques les peuvent » faire naître, etc.

» Ce contraste fait sentir l'impérieuse nécessité de consacrer un » temps suffisant au passage bien gradué d'un état de pression à » un autre. Il ne faut guère moins d'une demi-heure pour opérer » cette transition.

» Dès-lors, on voit quelle confiance peuvent mériter les résultats » de certaines expériences dont la durée entière n'a jamais dé- » passé vingt minutes. »

Lettre de M. Tabarié à M. Arago ; *Comptes-rendus hebdomadaires des séances de l'Académie des sciences de l'Institut*, tom. XV, pag. 27 et 28.

lésé de ses organes, dans leur mode de vitalité? quels changements s'établissent ainsi dans les phénomènes pathologiques dont ils sont le siége? C'est ce que je vais rappeler après M. Tabarié, en cherchant à le confirmer par les déductions que je pourrai tirer des faits nombreux qu'il m'a été donné d'étudier, des observations variées que j'ai pu recueillir.

Comme je l'ai dit, et comme l'indique le titre même de ce travail, je n'aborderai point les considérations physiologiques. Ces études n'auront pour but que l'appréciation des effets thérapeutiques du bain d'air comprimé.

Effets du bain d'air comprimé.

Dans une séance sous l'appareil à air comprimé, les transitions qui s'opèrent de la pression ordinaire à une pression élevée et réciproquement, sont, ai-je dit, si lentes, si douces, qu'il n'est pas rare d'entendre le malade, lorsqu'à la sortie du bain on le presse de questions sur ce qu'il a éprouvé, exprimer une vive surprise et répondre qu'il n'a rien senti. La position tout exceptionnelle dans laquelle il s'est cru placé pendant deux heures, lui semblait devoir développer chez lui des sensations si nouvelles, que l'absence de ces dernières après un ou plusieurs bains éveille ses doutes sur la possibilité d'un effet médicateur. Du calme, du repos, un bien-être général, qui, dans certaines maladies où la souffrance n'est pas de tous les instants, semblent n'être, en réalité, que la répétition de ce qu'on a pu éprouver tant de fois sous la pression atmosphérique ordinaire, ne sauraient en effet démontrer encore l'influence active de l'air comprimé.

EFFETS DU BAIN D'AIR COMPRIMÉ SUR LES ORGANES DE L'OUÏE.

Mais le plus souvent ce n'est point ainsi que les choses se passent, et la pression s'est à peine élevée de quelques centimètres, qu'on éprouve sur la face externe de la membrane du tympan, le sentiment d'une pression le plus souvent légère, peu incommode, et qui peut dans quelques cas, rares il est vrai, acquérir une intensité douloureuse. Je l'ai vue s'élever assez pour qu'on fût obligé d'interrompre un instant l'accumulation de l'air, et même pour rendre nécessaire l'abaissement momentané du degré de condensation auquel on était arrivé. Avec ces précautions, la douleur ne tarde pas à disparaître, et, dans la plupart des cas, en reprenant une marche ascendante, la densité de l'air dépasse facilement le point où elle était devenue douloureuse, sans que le moindre sentiment pénible se reproduise. Ces précautions sont très-rarement nécessaires, car, ordinairement il suffit, pour faire cesser toute pression incommode, de quelques efforts répétés de déglutition qui, entr'ouvrant la trompe d'Eustache, facilitent l'arrivée de l'air dans la cavité du tympan. Ainsi se rétablit sur les faces interne et externe de la membrane, un équilibre de pression dont la rupture seule causait la douleur.

Avec la douleur qui se manifeste dans le fond du conduit auditif externe, survient quelquefois une sorte de bourdonnement dans l'oreille ; on le dirait lié à la présence d'un tampon qui assourdit et voile en partie tous les bruits. Lorsque l'obstacle au passage de l'air dans l'oreille moyenne est peu difficile à vaincre, la pression ne tarde pas à en triompher ; dès qu'elle s'élève d'un ou deux centimètres de plus, on sent l'air pénétrer dans cette cavité, en produisant sur la face interne de la membrane qui la ferme, un petit choc rapide, quelquefois aussi, douloureux, mais auquel succède instantanément

la fin de la douleur et le rétablissement passager de
l'audition. Il est bien rare que cette succession de douleur
et de calme, d'obscurcissement et de retour de l'ouïe,
ne se reproduise pas ; le plus souvent il suffit d'une
élévation nouvelle de la pression, pour que sa marche
progressive ramène encore une fois les mêmes effets. Mais,
enfin, un équilibre constant s'établit sur les deux faces
de la membrane du tympan, et la douleur effacée permet
d'arriver au point de pression qu'on veut atteindre.

Pendant tout le temps où celle-ci se soutient sans
variation, l'oreille reste libre et la douleur ne s'y fait
plus sentir, quelque différence qu'il y ait d'ailleurs
entre la pression actuelle et celle où la douleur s'était
manifestée. Mais, du moment où la pression s'abaisse,
de nouvelles sensations surviennent ; ce sont encore des
sensations quelquefois incommodes, mais jamais au
même degré que les premières, et la plus légère étude
de ce que l'on éprouve les fait aisément rapporter à un
phénomène tout inverse. Aussitôt qu'une différence notable s'est établie entre la densité de l'air extérieur et
celle de l'air renfermé dans la caisse du tympan, une
pression sensible s'établit de dedans en dehors. C'est
alors sur la face interne de la membrane que l'action
se porte, et cette sorte de diaphragme poussé en dehors,
semble par sa distension donner plus d'étendue à la
cavité qu'il limite ; aussi éprouve-t-on à son endroit la
sensation d'une plénitude sous l'influence de laquelle le
bruit éloigné des pompes, celui de l'air qui fuit, se mo-
difient de nouveau et s'éteignent sensiblement : en un

mot, l'ouïe est encore une fois passagèrement affaiblie et l'on se retrouve assourdi. Que la pression externe s'abaisse encore, et, soit par son affaiblissement, soit par la dilatation consécutive qu'en éprouve l'air contenu dans la caisse du tympan, la résistance qui l'y retient se trouve vaincue ; on sent comme une bulle d'air qui, traversant le conduit d'Eustache, vient crever derrière le voile du palais ; pour un instant le sentiment de plénitude cesse, ainsi que la douleur qui l'accompagnait, et l'ouïe perçoit avec plus de netteté et plus de force les bruits qui s'étaient amortis. Ainsi que dans le commencement du bain d'air, ce phénomène ne s'arrête pas là. La sortie des premières bulles d'air n'a pas rendu le passage assez libre pour qu'en dehors et en dedans de la caisse du tympan, la tension de l'air suive une décroissance également facile et rapide. L'obstacle à la sortie de ce fluide se reproduit, et ce n'est que par une succession d'évacuations semblables à celle que j'ai exposée, que l'oreille moyenne laisse échapper l'air en excès dont elle était remplie.

En général, la douleur produite par la pression de l'air sur la membrane du tympan, n'a lieu que pendant la durée du premier bain ; dès le second, rien ne se fait plus sentir et tout obstacle semble levé pour l'arrivée de l'air dans l'oreille moyenne. Chez d'autres sujets, au contraire, ce n'est que peu à peu que l'air comprimé trouve un accès plus facile, et plusieurs bains sont alors nécessaires pour amener ce résultat définitif. De jour en jour alors la douleur ressentie perd de son intensité, et, généralement, quand une fois elle a tout à fait disparu, on peut s'en

croire exempt pour les séances suivantes. Il ne faudrait
pourtant pas conclure d'une manière absolue que la douleur ne viendra pas, par cela seul qu'elle ne se serait
pas montrée dans le début des séances. Je l'ai vue en
effet survenir pour la première fois au troisième bain
seulement, sous la plus légère pression, et avec assez de
violence pour arracher des cris à la malade qui fut le
sujet de cette observation. La douleur fut de courte durée ; elle reparut aux deux bains qui suivirent, en dimi-
nuant toujours d'intensité, mais avec cette particularité
remarquable que c'était, chaque fois, à un degré plus
élevé de l'échelle manométrique. Nulle cause appréciable
n'avait d'ailleurs sensiblement modifié l'état de l'oreille,
de manière à pouvoir expliquer cette apparition retardée
d'un obstacle au libre accès de l'air par le conduit
d'Eustache.

Il me reste enfin à faire remarquer que, dans tous
ces cas, l'air a fini par arriver dans le tympan ; et si
quelquefois l'obstacle qu'il rencontrait était assez énergique pour causer une pression très-douloureuse, cet
obstacle cédait néanmoins assez promptement pour que
la douleur ne fît pas renoncer à l'emploi du bain, assez
complètement pour qu'on n'eût pas à craindre qu'elle
se reproduisît sans cesse.

D'après tous ces faits, il était naturel de penser qu'une
occlusion de la trompe d'Eustache, que l'obstruction du
conduit de même nom, par une cause quelconque, était
l'obstacle qui s'opposait à l'arrivée de l'air dans l'oreille
moyenne, mais que la pression était toujours parvenue

à le dissiper. Ainsi, j'ai vu bien des fois des sujets chez
lesquels l'air ne pouvait pénétrer dans la caisse du tympan, par le procédé ordinaire d'une forte expiration faite
pendant qu'on ferme la bouche et les narines, réussir à
l'y faire arriver après quelques bains d'air comprimé. Il
était donc permis d'en conclure que cet agent thérapeutique, mis en usage de manière à produire pendant une
partie des séances, de fréquentes oscillations de pression,
pouvait devenir d'une application fort utile dans certains
cas d'obstruction des trompes et des conduits d'Eustache,
et de surdité consécutive à cet état. C'était en quelque
sorte un nouveau moyen de cathétérisme de l'oreille ; et,
mis en regard du procédé qu'on emploie d'ordinaire,
abstraction faite de la cautérisation, il faut convenir
qu'il offrait sur lui d'incontestables avantages. Il écartait
l'intervention d'un instrument dont le contact est toujours
plus ou moins pénible, et qui, par un défaut de proportion entre son volume et l'ouverture de la trompe d'Eustache, peut rendre l'opération quelquefois douloureuse ;
il substituait au simple et rapide passage de l'air, poussé
par une force qui n'est pas toujours bien réglée, une
pression douce, ménagée, ne s'élevant que par des gradations lentes et bien déterminées, susceptible ; enfin, de
se maintenir longtemps au même point, parce qu'elle appartient au milieu dans lequel on se trouve placé. D'ailleurs,
ce n'était plus à la compression seule qu'il empruntait
son principe d'action ; à cet effet mécanique il ajoutait
encore l'influence vivifiante d'un air plus riche de tous
ses principes constituants, et dans le traitement de certaines

affections des membranes muqueuses, cette influence médicatrice ne me paraît pas de nature à être dédaignée. L'expérience confirma bientôt, entre les mains de M. Tabarié,
ce que le raisonnement avait d'abord indiqué ; et déjà je
possède moi-même un assez bon nombre de surdités
catarrhales que l'air comprimé a guéries ; chaque jour
vient les multiplier, et j'espère qu'elles pourront bientôt
faire partie d'une nouvelle publication.

EFFETS DU BAIN D'AIR COMPRIMÉ SUR LES GLANDES SALIVAIRES.

Un phénomène qui, d'ordinaire, sous l'action de l'air
comprimé, suit de près la douleur des oreilles, est l'arrivée dans la bouche d'une grande quantité de salive.
Je ne crois pas qu'il y ait rien de commun dans leur
apparition simultanée. La douleur des oreilles se présente
beaucoup plus rarement que l'augmentation de la sécrétion salivaire, et celle-ci, à son tour, se manifeste dans
beaucoup de cas, sans que la pression sur le tympan se
soit fait sentir. Il n'est donc pas permis de voir entre ces
deux phénomènes, le moindre rapport de cause ou d'effet ;
il ne s'agit plus que d'une apparition qui peut être simultanée.

Réduite à être étudiée isolément, l'augmentation d'activité des glandes salivaires n'en acquiert que plus d'importance ; elle passe au nombre des effets directs de l'air
comprimé.

Jusqu'ici, je n'ai jamais vu aucun effet thérapeutique

se rattacher à elle ; devais-je, pour cela, négliger de
la signaler? En étudiant les effets de l'air comprimé,
il faut, ce me semble, dès le principe éveiller l'attention sur tout ce qui s'y rapporte. Tel d'entre ces effets,
qui paraît encore isolé et sans applications directes,
pourra, quand les faits recueillis seront plus nombreux,
devenir à son tour la source de quelque application utile.
Il importe seulement aujourd'hui de constater son existence, et de déterminer, autant que possible, l'importance du caractère que lui donne la nature de ses relations
avec l'agent qui le produit. Or, si l'on tient compte de la
constance avec laquelle une salivation abondante se manifeste sous l'action du bain d'air comprimé ; si l'on observe
que rien de pareil ne se passe dans les organes de même
genre qui, comme la glande lacrymale, par exemple,
se trouvent pourtant soumis aux mêmes influences et de
pression et d'air offrant, sous un même volume, une plus
grande abondance de ses principes constituants, on sera
peut-être tenté de croire que l'air comprimé exerce sur
les glandes salivaires une action plus directe, plus spéciale que sur toute autre partie du système glandulaire,
et que cette action pourra trouver un jour l'occasion
d'être utilisée. Certaines dyspepsies ne peuvent-elles pas,
par exemple, dépendre d'une insalivation insuffisante?
Celle-ci ne peut-elle pas se lier à un état d'inertie ou
d'engorgement chronique d'une ou de plusieurs des
glandes salivaires, de la parotide surtout? Ne serait-il
pas alors d'un grand avantage de trouver dans l'air comprimé un stimulant direct, facile à graduer dans ses

effets et susceptible d'être longuement appliqué, sans faire craindre des effets de sur-excitation? Cette action sur les glandes salivaires serait peut-être utilisée alors avec d'autant plus d'avantage, que l'air comprimé donne aux fonctions digestives une activité qui se manifeste par une augmentation très-notable de l'appétit.

Les effets que j'ai signalés jusqu'ici s'observent, en général, sous une faible pression ; ils appartiennent en quelque sorte aux huit ou dix premiers centimètres que franchit la colonne manométrique. Mais à mesure qu'elle monte, et lorsqu'elle se trouve enfin portée au degré le plus élevé que l'on veuille atteindre, on voit se prononcer des phénomènes nouveaux et d'un ordre plus important. Cette fois l'action de l'air comprimé est plus profonde, ou mieux, plus intime ; elle porte sur les fonctions principales de la vie, elle les modifie dans leur accomplissement, et c'est à l'étude de ces effets qu'il faut surtout recourir pour mettre en lumière l'utilité réelle du bain d'air comprimé.

EFFETS DU BAIN D'AIR COMPRIMÉ SUR LA RESPIRATION.

La respiration est celle des fonctions importantes à la vie, qui ressent la première l'influence de l'air comprimé. Ce qui se passe dans les fonctions pulmonaires est diversement apprécié dès les premiers bains, selon l'état de santé ou de maladie de la personne qui s'y est soumise ; dans l'état de santé, les modifications qui surviennent sont si faibles, qu'elles restent inaperçues. On ne peut guère en avoir conscience qu'en reportant sur soi-même une attention sérieuse. Alors on s'aperçoit que les inspirations ordinaires sont devenues plus rares, en même temps qu'elles éloignent de plus en plus le retour de ces longues inspirations qui, de temps en temps, semblent destinées à compléter le travail respiratoire, en renouvelant l'air jusque dans les dernières divisions des tuyaux qu'il parcourt. Si je ne craignais pas de trop généraliser une impression que j'ai portant retrouvée chez beaucoup de personnes, je dirais, qu'en s'écoutant respirer, on éprouve moins vivement le sentiment du besoin incessant de cette fonction, et que l'on ressent un certain bien-être dont la source est, à la fois, dans les premiers effets de l'action sédative que M. Tabarié a attribuée à l'air comprimé, et dont je signalerai plus tard des résultats extrêmement prononcés ; dans l'accomplissement facile d'une fonction nécessaire à la vie, et dans le repos que le ralentissement de la respiration procure aux grands muscles appelés à seconder le jeu des organes pulmonaires. Que cet état de calme se généralise peu à peu ; qu'il amène à sa suite une diminution de l'activité des autres principales fonctions ; que l'innervation générale elle-même en devienne moins active et qu'on cède aisément au sommeil pendant que la séance se prolonge : c'est ce qui, d'abord, semblera peut-être un peu exagéré, quand on ne s'est placé sous l'appareil qu'avec des livres ou tout autre moyen de soutenir l'action incessante du cerveau ; mais c'est ce qui ne paraîtra plus que l'expression bien réelle de ce qui se passe, quand on aura vu

s'endormir tranquillement, sous l'action de l'air comprimé, des sujets atteints d'affections dyspnéiques par
suite desquelles ils ne trouvaient jamais, qu'avec peine,
un instant de repos.

L'influence exercée sur les fonctions pulmonaires se
prononce, en effet, d'une manière bien plus énergique
pendant l'état de maladie. On peut s'en convaincre aisément quand on soumet au moyen qui nous occupe, des
sujets atteints de pneumonies chroniques ; de formations
tuberculeuses encore à l'état de crudité, mais envahis-
sant une grande partie du tissu des poumons; d'emphysème pulmonaire très-étendu ou de quelque autre cause
capable d'amener un grand état de gêne de la respiration, tel, par exemple, que celui d'un violent accès
d'asthme. Chez ces malades, au bout d'un petit nombre
de séances et très-souvent dès la première, l'air comprimé manifeste, d'une manière irrécusable, son action
bienfaisante. Aux angoisses d'une respiration gênée, aux
efforts inutiles des muscles inspirateurs, qui tendent à
soulever avec amplitude les parois du thorax, succède
peu à peu le sentiment bien réel et bien appréciable pour
le malade, du calme que j'ai signalé. Chaque inspiration,
sans être plus étendue, amène une plus grande quantité d'air sous un même volume. Le besoin d'air incessant et si impérieux, qui existe dans ces cas, trouve ainsi
à se satisfaire avec plus de facilité ; et, par cela même
qu'elle devient plus fructueuse, plus réparatrice, la respiration paraît au malade lui-même, plus longue, plus
aisée, plus libre. Sans que l'air pénètre plus avant dans

le tissu pulmonaire ; sans que celui-ci soit déjà devenu plus perméable, comme cela arrivera bientôt, l'influence vivifiante de l'air est sans doute plus rapprochée de ce qu'elle doit être dans l'état normal, et, de là, pour le malade, un commencement de calme et de bien-être. La crainte de manquer d'air, cette sensation si angoissante que quelques dyspnéiques éprouvent à un si haut degré, même quand ils se trouvent placés dans de vastes appartements, et qui, parfois, semble d'abord s'accroître quand on se voit introduit dans un appareil d'une capacité comparativement bien resserrée, cette crainte s'efface aussitôt que l'élévation du manomètre accuse une pression de 15 à 18 centimètres. Plus celle-ci s'élève, plus le calme se prononce, et quand l'air comprimé à 30 centimètres au-dessus de la pression atmosphérique a fait sentir son action pendant une heure consécutive, le malade a déjà conscience d'une grande amélioration. Cette difficulté de garder longtemps une même position ; cette agitation angoissée, qui s'accroissaient l'une et l'autre quand il voulait les vaincre, affaiblies peu à peu, et d'un instant à l'autre amoindries sous l'influence d'une meilleure respiration, ont déjà disparu tout à fait ; à leur place se montre un état de bien-être dont toute l'économie du malade semble profiter. Il garde une position plus naturelle ; il s'agite moins ; ses traits sont moins contractés par la souffrance ; les parois de sa poitrine, plus doucement et plus rarement soulevées, indiquent moins d'oppression ; tout, dans son ensemble, annonce le repos, et la dernière heure du bain est souvent abrégée

par un sommeil que le malade n'avait pas goûté si paisiblement depuis bien des nuits.

Sans doute, l'action médicatrice de l'air comprimé ne
s'établit pas toujours d'une manière si subite; et je n'ai
pas besoin de faire observer que dans les cas où elle
est aussi prompte, elle n'est pas toujours définitive. Cependant, comme le soulagement produit est réel ; comme
je puis citer et mettre sous les yeux du lecteur des exemples de ce genre, où dans un bien petit nombre de séances
la guérison a été complète et durable, j'ai pu en parler
ici, dès à présent ; et , quoique dans ma manière de voir
ces faits soient ceux qu'il faille le moins invoquer pour
amener des convictions, j'ai cru devoir les mettre en
avant, dans cette appréciation générale des effets de l'air
comprimé.

On a sans doute remarqué les différences saillantes
des lésions organiques existant dans les diverses maladies
où j'ai signalé l'amélioration rapide de la respiration par
le moyen de l'air comprimé. Tantôt, comme dans les
lésions chroniques suite de pneumonie , la respiration
était insuffisante, parce que l'air n'avait pas d'accès dans
une partie considérable du poumon, dont les vésicules
étaient engorgées ; d'autres fois elle se faisait mal , un
grand nombre de vésicules aériennes se trouvant affaissées, par la compression de leurs parois sous des corps
étrangers, sous des formations tuberculeuses développées dans leur voisinage ; tantôt, enfin , et c'étaient les
cas d'emphysème , cette même fonction était gravement
gênée , quoique les vésicules pulmonaires s'offrissent à

l'accès de l'air dans un état de dilatation exagérée. Or ,
malgré ces situations inverses, ces oppositions absolues
dans l'état physique des organes , les effets obtenus sont
les mêmes, et la gêne de la respiration disparaît sous
l'appareil , dès que la tension de l'air atteint certaines
limites.

L'étude de ces faits peut–elle nous éclairer sur le mode
d'action de l'air comprimé? Peut–on admettre , d'après
eux, que la pression exercée par un air doué d'une grande
tension , soit la seule cause de l'action médicatrice que
j'ai signalée? Faut-il admettre que l'intervention de
cette force mécanique ait dans tous ces cas la même importance?

Sans doute, l'influence de la pression ne saurait être
niée ; il suffit, pour s'en convaincre, de se rappeler les
effets qui, dans un sens inverse, se rattachent à la diminution du poids de l'atmosphère , à mesure qu'on s'élève
à de grandes hauteurs; mais, avec un peu d'attention, il
est facile de réduire à sa juste valeur l'influence qu'une
pression augmentée peut exercer sur les lésions diverses
que l'on soumet à son action. Qu'on l'admette dans le
premier des cas que j'ai indiqués , alors que la gêne de
la respiration tient à l'engorgement sanguin ou séro-
purulent du tissu pulmonaire : les effets inverses que
je viens de signaler, suffisent pour nous y autoriser; mais
encore il faut observer que, dans ces cas, le soulagement s'est prononcé dès la première séance et dès les
premiers instants de celle-ci ; alors que, sans aucun
doute, la pression exercée était bien insuffisante, et par

son degré et par sa durée, pour faire disparaître l'engorgement. De plus, comme je l'ai fait remarquer, souvent chez ces sujets, dès que la séance est terminée, l'oppression reparaît, et ce retour est dû à ce que la cause matérielle, l'engorgement du tissu du poumon, reste encore presque intact. On ne peut donc pas attribuer le premier soulagement qu'a ressenti le malade, à l'effet désobstruant de la pression. La lésion physique restant encore la même, ou à bien peu de chose près, ainsi que l'indiquent l'examen de la poitrine et le retour de l'oppression, il faut que le soulagement survenu pendant la séance ait tenu à une autre cause qu'au dégorgement du tissu malade, qu'à l'action mécanique de l'air comprimé.

On est conduit à reconnaître un principe semblable, en examinant ce qui se passe dans la seconde catégorie des faits que j'ai pris pour exemple. Je ne sais, en effet, si l'on doit admettre que les cellules déprimées par le voisinage de masses tuberculeuses plus ou moins grosses, peuvent être distendues par un air plus pesant. Cette opinion a contre elle de faire supposer que, tout en ayant dans son tissu des corps solides plus ou moins volumineux, le poumon pourrait encore acquérir une expansion égale à celle qu'il prendrait si ces corps n'existaient pas. Cela n'est guère admissible, et si j'observe, en outre, que dans certains cas où des productions tuberculeuses fort restreintes n'occupaient qu'un espace réduit, l'oppression était pourtant considérable et les premiers effets de l'air comprimé très-prononcés, on n'hésitera pas à admettre aussi, pour les malades de ce genre, une autre action thérapeutique que celle de la pression. Ici donc, l'action mécanique n'est pas tout, si toutefois elle est quelque chose.

Reste enfin le troisième exemple que j'ai présenté, et dans lequel l'air avec une forte tension, est appelé à agir sur les vésicules pulmonaires non plus engouées ou affaissées sur elles-mêmes, mais déjà fortement dilatées. Malgré cette distension permanente qui, dans l'emphysème, se lie sans doute à la perte momentanée de l'élasticité naturelle des parois des vésicules, je n'irai pas jusqu'à craindre que l'intervention de l'air comprimé amène leur rupture et décide un emphysème interstitiel. Cette objection tombe d'elle-même, si l'on réfléchit un instant à l'inévitable réalité de l'équilibre qui s'établit dans la pression subie intérieurement et extérieurement par toutes les parties du corps : elle est d'ailleurs jugée par l'expérience. J'ai soumis à la pression, déterminée sous les appareils de M. Tabarié, des sujets de tout âge, et parmi eux des malades atteints d'emphysèmes chroniques, aggravés de tous les signes de la plus grande faiblesse générale. J'ai vu, dans tous ces cas, des guérisons complètes et définitives : en eût-il été ainsi, si la rupture des parois vésiculaires s'était opérée ? Mais si, d'après cela, ce surcroît de pression n'est nullement à craindre, est-il à croire, quand les poumons sont déjà distendus par un air qui, pour se renouveler, exige les plus grands efforts des muscles chargés de seconder les mouvements des parois thoraciques ; quand on se rappelle tous les signes qui, pendant la vie des emphysématiques ou même après leur mort, démontrent combien les vésicules pulmonaires sont distendues outre-mesure, et semblent réduites à un rôle passif dans l'accès et la sortie de l'air : est-il à croire qu'une pression plus forte, quelque équilibrée qu'elle soit, puisse mettre un terme à cet excès de dilatation passive? N'est-il pas plus exact de trouver dans l'amélioration de la respiration, dans la formation d'un sang plus normal, une cause réelle de l'augmentation des forces, un véritable effet tonique qui vient puissamment aider à la guérison ?

EFFETS DU BAIN D'AIR COMPRIMÉ SUR LA CIRCULATION.

L'air comprimé agit sur la circulation d'une manière aussi prompte et aussi digne d'être étudiée, que celle avec laquelle il modifie la respiration. En général, comme l'a annoncé **M.** Tabarié, il ralentit les battements du cœur, régularise leur succession, et, sous ce rapport, les effets qu'il détermine sont compris entre des limites très-variables. Si j'ai vu quelquefois le nombre des pulsations se réduire à peine de 4 ou 5 par minute, sous l'influence de quatre ou cinq bains, il m'est arrivé bien plus souvent aussi de constater, dès la première séance, un ralentissement de 12 et 15 pulsations. Quelquefois même, cette diminution, résultat d'un seul bain, était de 30 et 36 pulsations par minute. Ces effets, en général peu sensibles et souvent tout à fait nuls dans l'état de santé, se retrouvent dans tous les degrés, quand un état pathologique quelconque a, d'une manière plus ou moins directe, activé la fréquence du pouls : ainsi, dans des maladies inflammatoires où un état d'hypersthénie active le pouls, l'air comprimé le ralentit, le rend souple, le détend; dans des affections cachectiques, où la fréquence du pouls devient quelquefois excessive, où elle s'accompagne d'un caractère de débilité générale, indice de la ruine de toute l'économie, l'air comprimé fait perdre encore à la circulation plus ou moins de sa fréquence. Dans les exemples multipliés où les désordres de la circulation ne reconnaissent pour cause qu'une influence nerveuse irrégulière, principe de maladie contre lequel M. Tabarié a de bonne heure constaté l'insuffisance de l'air comprimé, son action régulatrice ne se prononce pas moins; et si elle n'amène pas une guérison complète, elle produit au moins un grand soulagement, par le repos que procure au cœur la seule diminution du nombre de ses battements.

Ordinairement, le ralentissement du pouls se manifeste d'une manière graduée ; peu prononcé dès le principe, il s'accroît jusqu'à un certain point à mesure que les bains se multiplient; quelquefois, au contraire, le premier bain décide une diminution très-notable des battements du pouls, et ce résultat, d'abord tout à fait éphémère, disparaît pour ne prendre de la stabilité qu'après un certain nombre de séances. Il n'est pourtant pas rare de rencontrer des sujets chez qui un ralentissement de 12 à 15 pulsations par minute survient, à la pre-

mière séance sous les appareils à air comprimé, se soutient d'une séance à l'autre, et dénote en réalité une
action acquise, un effet définitif. Quelquefois aussi, à
l'issue d'un bain d'air comprimé, le pouls conserve la
fréquence qu'il avait auparavant ; et cependant le lendemain, au lever du malade, il se trouve ralenti de 10 à
12 pulsations. Il arrive enfin très-souvent, qu'à la fin
du traitement, le pouls ne donne plus qu'un nombre de
pulsations bien inférieur à celui de l'état de santé et
conserve cette modification pendant un temps plus ou
moins long, malgré l'interruption des bains. De tous
les exemples que j'en ai rencontrés, le plus remarquable
se trouve dans l'histoire d'un double emphysème pulmonaire. Le pouls, habituellement à 106 ou 108 pulsations
par minute, descendit à 72 après la première séance ;
il s'abaissa de jour en jour jusqu'à 45, s'y maintint
quelque temps pendant le traitement, et de longtemps
après ne s'éleva pas au-dessus de 56.

L'exposé des variations que présentent les effets produits sur le pouls, et par conséquent sur tout le système
circulatoire, par l'influence de l'air comprimé, ne serait
pas complet si je négligeais d'ajouter aux diverses particularités que je viens de signaler, les cas dans lesquels,
au lieu de se ralentir, la circulation s'accélère. Ces
exemples sont assez rares, et je ne puis encore en trouver
d'autre cause probable qu'une de ces influences idio-
syncrasiques sous lesquelles tous les agents thérapeutiques sont exposés à voir leurs effets se dénaturer.
Jusqu'ici, du reste, la même explication me paraît seule

applicable aux diverses variétés que je viens de signaler
dans l'effet général que la circulation éprouve de l'air
comprimé ; aussi, tout en reconnaissant la convenance
de les mentionner dans le cours des études auxquelles je
me livre, je ne me dissimule pas que tout l'intérêt qui s'y
rattache jusqu'ici, se borne à celui que peuvent offrir
de simples particularités, peu capables de rallier encore
à elles une indication thérapeutique absolue.

Il n'en saurait être de même pour une question qui
se présente à l'esprit, quand on considère que l'air comprimé modifie la circulation d'une même manière et dans
un même sens, dans tous les cas de maladie qu'il est
susceptible de guérir. Qu'il s'agisse d'une maladie des
organes de la respiration, d'une affection diathésique,
d'une chlorose, d'une affection du cœur lui-même, etc.,
l'air comprimé calme, ralentit, régularise les mouvements de cet organe. Or, à côté de cette action toujours
la même, si l'on tient compte de l'intime relation qui
existe entre les fonctions du cœur et celles des poumons,
de la facilité avec laquelle on peut modifier les premières
en agissant sur les secondes, de l'action énergique et
prompte à s'établir, que l'air comprimé exerce sur celles-
ci : n'est-il pas permis de se demander si c'est par une action directe ou indirecte qu'il agit ainsi sur la circulation?
Cette appréciation peut avoir son importance par le jour
qu'elle est susceptible de jeter sur les indications de ce
nouveau remède ; elle mérite donc de nous arrêter quelques instants.

Dans des études suivies sur les applications thérapeutiques de l'air comprimé, il est impossible de ne pas reconnaître que des exemples très-remarquables de l'abaissement du pouls, se trouvent chez des malades atteints d'affections de poitrine ou de maladies du cœur survenues à la suite de quelque lésion des poumons. Ces deux cas rentrent évidemment dans une même catégorie, et j'ai déjà fait remarquer qu'une des conséquences du calme, de la régularité apportée par le bain d'air comprimé, dans les fonctions pulmonaires, était un état semblable introduit dans la circulation. Quand le poumon, débarrassé d'un engouement ou d'un œdème plus ou moins étendu, reçoit plus librement le sang qui vient des cavités droites du cœur; quand l'hématose, longtemps incomplète sous l'influence d'un emphysème, retrouve plus de régularité et se fait d'une manière plus riche à chaque inspiration, par cela seul que les cellules pulmonaires sont plus accessibles à l'air ou qu'elles en reçoivent davantage sous un même volume, on conçoit aisément que les fonctions du cœur soient sensiblement ralenties, et qu'elles retrouvent à la fois du calme et de la régularité. Ici, c'est la respiration qui, la première, s'est modifiée. Rendues plus efficaces, les inspirations en sont naturellement devenues plus rares, elles ont propagé leur ralentissement jusqu'au cœur, et, dans ce cas, cet organe reçoit d'une manière indirecte l'influence de l'air comprimé.

Mais que l'on considère ce qui se passe quand on soumet à l'action du même moyen, des sujets atteints de toute autre maladie qu'une maladie des poumons. Avant

que la moindre influence se fasse sentir sur cet état pathologique, on constatera presque toujours une diminution
dans la fréquence du pouls, et, dans la plupart de ces cas,
il faut bien le reconnaître, cette modification survient avant
que la respiration soit sensiblement modifiée. Si quelquefois, cependant, celle-ci se ralentit à son tour, il
faut observer, non-seulement qu'elle n'est modifiée que
longtemps après la circulation, mais aussi qu'il n'y a
plus de proportion entre l'effet qu'elle ressent et celui
qui se manifeste sur les mouvements du cœur. C'est
ainsi que, dans un cas de palpitations dues à une cause
rhumatismale, le pouls tombait de trente pulsations par
minute, quand la respiration était à peine modifiée. J'ai
vu de même, dans certains cas de surdité catarrhale, d'irritation chronique de l'arrière-gorge, etc., etc., le pouls
grandement influencé, tandis que la respiration conservait l'état normal, dont elle ne s'était pas écartée pendant
la maladie.

Du reste, même dans le traitement des maladies de
poitrine, il n'est pas rare de rencontrer des cas où les
choses ne se passent pas ainsi que je l'ai montré tout à
l'heure, et de manière à ne faire arriver les modifications
du pouls qu'après de profonds changements dans l'accomplissement de la respiration. J'ai rencontré certains
emphysèmes pulmonaires des plus graves, où la respiration n'éprouvait encore aucune amélioration sensible ;
tandis que le pouls, habituellement très-fréquent, diminuait, dès la première séance, de dix, de quinze et
même de vingt pulsations par minute. Je rapporterai

l'histoire d'une phthisie sur-aiguë, où la fièvre offrait chaque jour une violente exacerbation précédée d'un froid
intense, et dans laquelle le pouls s'élevait jusqu'à cent
vingt pulsations par minute, pour redescendre seulement
à cent six pendant les rémissions. Dans cet exemple, les
premiers bains amenèrent une diminution de trente pulsations par minute, et après le vingt et unième, toute
fièvre avait disparu. La respiration, il est vrai, s'était
assez heureusement modifiée ; mais ici, comme dans les
faits qui précèdent, pense-t-on qu'il y eût aucune proportion entre le ralentissement remarquable imprimé aux
mouvements du cœur, et l'effet nul, ou presque nul,
ressenti par la respiration ? Je ne saurais l'admettre, et
puisque nous trouvons tant de cas où le cœur seul est
influencé, tant d'autres où l'influence qu'il éprouve ne
saurait, par ses larges proportions, être considérée comme
la conséquence de l'effet presque nul subi par la respiration, n'est-il pas permis de conclure que l'air comprimé porte sur le cœur lui-même une action directe,
spéciale?

Ce calme profond, cette lenteur de mouvement qui
sont la conséquence de cette action, doivent-ils lui faire
assigner un caractère sédatif ? Est-ce là un nouvel exemple
qui confirme à ce sujet les assertions émises, dès le principe, par M. Tabarié ? Je le pense et j'ajouterais, si ce
fait pouvait rendre cette attribution plus exacte, que,
plusieurs fois, chez des sujets qui, dès la première séance
sous les appareils pneumatiques, avaient éprouvé dans la
fréquence habituelle de leur pouls une diminution de 12

à 15 pulsations par minute, j'ai vu se manifester le sentiment très-marqué d'une profonde faiblesse. Il survenait après la première séance, d'autres fois plus tard ; il se prolongeait plus ou moins ; mais ce qu'il avait de remarquable, c'est qu'il ne troublait en rien l'amélioration générale que le bain d'air comprimé avait produite. Cette particularité a surtout été remarquable dans un cas de phthisie pulmonaire que j'avais récemment sous les yeux. M. D...., âgé de 19 ans, avait éprouvé pendant une croissance très-grande et très-rapide, de violentes hémoptysies. Elles servirent de prélude à une phthisie pulmonaire, qui s'établit dans un temps fort-court ; et quand M. D.... se présenta à mon observation, il existait, avec une large ulcération du poumon droit, des noyaux hémoptoïques sur divers points du même organe. Dans l'espoir de dissiper ces engorgements et d'apporter à l'état du malade une simplification qui pouvait lui procurer du soulagement, je le soumis à l'action de l'air comprimé. Ce résultat fut atteint ; mais, après le dixième bain, le malade accusa un profond sentiment de faiblesse générale, quoique ses nuits fussent meilleures, qu'il toussât et crachât moins, que son appétit et ses digestions se fussent améliorés, que la fièvre eût sensiblement diminué. Les bains furent alors interrompus pendant deux jours, et le sentiment de faiblesse disparut, laissant tous les symptômes d'amélioration se prononcer de plus en plus. Trois bains de plus reproduisirent le même état, qu'une nouvelle interruption fit disparaître.

J'ai eu l'occasion de soumettre aux effets de l'air comprimé, une jeune personne fatiguée par des palpitations qu'une chute violente avait déterminées. Avant de venir réclamer mes soins, elle avait fait un assez long usage des préparations de digitale, et leur action n'avait pu ralentir le pouls au-dessous de 60 pulsations par minute; dès le second bain d'air comprimé, il n'était plus qu'à 45. Une observation de ce genre ne peut-elle pas aussi être invoquée, pour confirmer l'action sédative directe que l'air comprimé exerce sur les organes de la circulation?

Quoi qu'il en soit, on peut, ce me semble, conclure de tous les faits que j'ai passés en revue, que l'air comprimé agit sur le cœur de deux manières : *indirectement,* par suite de son influence sur la respiration, et des connexions de celle-ci avec les fonctions du cœur; *directement,* par une action qui doit être rangée au nombre des effets sédatifs. A chacun de ces deux modes d'influence se rapportent des indications spéciales de l'air comprimé, dans le détail desquelles il serait trop long d'entrer, et que, d'ailleurs, chacun déterminera facilement.

Enfin, si l'on tient compte de la constance avec laquelle le ralentissement du pouls se manifeste dans les applications du bain d'air comprimé; si l'on tient compte des rapports de la circulation avec deux importantes fonctions de l'économie : la respiration et la production de la chaleur animale, que nous allons étudier, on peut se demander encore jusqu'à quel point l'absence ou l'apparition du ralentissement de la circulation sont des présages assurés de guérison ou d'insuccès? Une règle ab-

solue n'est pas plus admissible ici, que pour toute autre
circonstance analogue en thérapeutique. On peut dire,
comme l'a énoncé M. Tabarié, qu'en général, le ralentissement du pouls est un effet de très-bon augure, soit
dans les maladies du poumon, soit dans les maladies du
cœur; et dans l'un et l'autre cas, cependant, j'ai vu
quelques insuccès, alors que, d'après l'état du pouls,
on aurait pu s'attendre à un résultat favorable. La pro-
position inverse n'est pas plus absolue, et l'augmentation de la vitesse du pouls ne saurait, l'expérience l'a
constaté sous mes yeux, faire pronostiquer d'une manière
absolue l'inutilité du bain d'air comprimé, dans tous
les cas, d'ailleurs bien rares, où cette fréquence peut
survenir.

EFFETS DU BAIN D'AIR COMPRIMÉ SUR LA CHALEUR ANIMALE.

Il suffit de l'effet que l'air comprimé exerce à la fois
sur la respiration et sur les mouvements du cœur, pour
faire comprendre que la chaleur animale ne peut rester
étrangère à ce puissant modificateur; mais en cherchant
à apprécier la nature de l'influence qu'il peut exercer sur
elle, il est bien des causes d'erreur contre lesquelles il
faut se tenir soigneusement en garde. C'est dans ce sens
qu'il faut d'abord établir que les sensations du malade
ne doivent jamais être acceptées comme un moyen
d'éclairer ces recherches, sans les soumettre à une critique
sévère, sans les étudier en elles-mêmes, sans tâcher de

remonter à leur cause. Une seconde source d'erreurs non moins graves serait de ne voir, comme l'a fait M. le docteur Junod, dans la respiration accomplie sous un appareil à air comprimé, qu'un fait analogue à ce qui aurait lieu par l'introduction dans les poumons d'un air plus chargé d'oxygène, et d'annoncer, comme l'un des effets dominants du bain d'air comprimé, le développement à l'intérieur du thorax d'une chaleur agréable [1]. En tenant compte des circonstances au milieu desquelles le malade se trouve placé ; en ne négligeant aucune des modifications qui surviennent dans ses fonctions ; en précisant bien les effets que l'expérience constate, de manière à distinguer parmi eux les résultats constants de ce qui n'est qu'accidentel, que variété passagère, on verra avec combien plus de raison et d'exactitude M. Tabarié disait à l'Institut, en l'entretenant de ses recherches sur l'action du bain d'air comprimé, *qu'il dissipe avec une grande puissance toute ardeur intérieure du tho-*

---

[1] « Le jeu de la respiration se fait avec une facilité nouvelle ; la capacité des poumons pour l'air semble augmenter ; *les aspirations sont grandes, moins fréquentes ; au bout de quinze minutes on éprouve à l'intérieur du thorax une chaleur agréable ;* on dirait que des aréoles pulmonaires, qui depuis longtemps étaient devenues étrangères au contact de l'air, se dilatent de nouveau pour le recevoir, et toute l'économie puise dans chaque inspiration un surcroît de vie et de force. »

Junod ; *Recherches sur les effets physiologiques et thérapeutiques de la compression et de la raréfaction de l'air, tant sur le corps que sur les membres isolés.* Voy. *Archiv. gén. de méd.*, 11ᵉ série, tom. IX, pag. 159 ; 1835.

rax, toute chaleur insolite des organes que cette cavité recèle [1].

Mais précisons bien d'abord ce qui a lieu sous l'appareil, soit quant à l'air lui-même, soit quant au sujet qu'on y introduit.

Quant à l'air, du moment où le jeu des machines s'accumule sous l'appareil, il doit évidemment, par le seul fait de la pression qu'il subit et qui s'élève sans cesse jusqu'à deux cinquièmes d'atmosphère, laisser dégager une partie de son calorique. Cela est si vrai, que, dans des observations constamment répétées pendant les cinq premières années où la direction des appareils de M. Tabarié me fut confiée, j'ai toujours vu un thermomètre placé dans leur intérieur, atteindre invariablement deux degrés de plus que n'indiquait un instrument semblable placé tout près de l'appareil, dans le local même où l'on puisait l'air. Cette émission de calorique se soutient tant que la pression reste la même, et l'on comprend qu'au contraire, du moment où la condensation diminue pour revenir peu à peu en équilibre avec l'atmosphère, la raréfaction relative qui s'opère sous l'appareil tend à faire absorber du calorique par l'air : aussi voit-on le thermomètre baisser ; et si l'on pousse très-vite l'évacuation de l'appareil, l'expansion de l'air qu'il renferme, absorbe assez de calorique pour que la vapeur d'eau dont il se trouve naturellement chargé, soit aussitôt rendue sensible sous forme de légers brouillards.

[1] *Comptes-rendus hebdomadaires des séances de l'Académie des Sciences de l'Institut*, tom. VI, pag. 897.

Voilà donc, pour le seul fait des variations de pression, des causes inévitables de chaleur et de froid, dont les malades peuvent avoir conscience, sans que ce qu'ils éprouvent se lie le moins du monde à la production de la chaleur animale.

Je n'ai pas besoin d'ajouter ici que le soin de prendre, dans des lieux d'une température artificiellement réchauffée ou refroidie, l'air que l'on fait passer sous les appareils, peut influer beaucoup sur la température de l'intérieur de ces derniers, et par conséquent sur les sensations du malade.

Celles-ci peuvent encore varier suivant les dispositions du sujet lui-même, et, selon toute apparence, d'après sa susceptibilité nerveuse. Ainsi, j'ai vu plusieurs fois des malades accuser un sentiment pénible de chaleur, dès que la pression s'élevait à quelques centimètres et tandis qu'une autre personne, placée sous le même appareil, n'éprouvait encore aucune sensation notable ni de chaleur ni de froid. Ordinairement, à mesure que la pression s'élevait, cette chaleur incommode se calmait et n'existait plus, alors que le manomètre indiquait 30 centimètres de condensation, c'est-à-dire, quand elle aurait dû devenir plus forte. Survenue à une première séance, je l'ai vue manquer à toutes les autres, quand on n'était plus préoccupé de l'idée de se trouver renfermé dans un espace resserré, et qu'une première expérience avait donné la certitude du bien-être procuré par l'air comprimé.

Toutes les sensations dont je viens de parler sont dues, on le voit bien, à l'action extérieure de l'air.

C'est sa température propre mise en rapport avec la peau, et la manière dont une susceptibilité nerveuse exagérée ou pervertie fait percevoir l'effet de cette température, qui sont la source véritable de ces diverses sensations ; aussi sont-elles variables, passagères, inconstantes, par conséquent peu de nature à éclairer notre sujet ; et puisqu'elles n'ont rien de commun avec les modifications réelles que peut éprouver, dans les mêmes circonstances, le développement de la chaleur animale, c'est ailleurs qu'il faut étudier ce qui est relatif à cet acte important de la vie, si nous voulons éviter les erreurs que j'ai fait pressentir.

Quand les malades qui se placent sous l'appareil à air comprimé ont, comme cela devrait toujours se pratiquer, la précaution de s'y mettre calmes, reposés de toute fatigue, il arrive le plus souvent que, malgré l'élévation réelle de la température du bain d'air, ils n'ont conscience d'aucune augmentation de chaleur. Souvent, au contraire, ils ont à peine supporté pendant quelque temps la pression la plus élevée, qu'un léger sentiment de froid intérieur, profond, se manifeste et fait éprouver la nécessité de se couvrir davantage. Ce refroidissement n'est jamais très-incommode ; j'ai pourtant rencontré des malades qui réclamaient qu'on leur donnât un air d'une température un peu plus élevée et qui n'étaient bien sous l'appareil qu'à cette condition.

En revoyant avec le plus grand soin les nombreuses observations que j'ai recueillies sur l'action de l'air comprimé, je ne trouve aucun malade qui ait accusé ce sentiment de chaleur agréable à l'intérieur de la poitrine, dont parle M. Junod. Ceux-là même chez qui le bain d'air fut exceptionnellement accompagné de sueurs , et c'est sur quelques phthisiques que cela a eu lieu , se disaient le plus souvent soulagés , allégés dans leur respiration , mais ne parlaient jamais de chaleur intérieure.

Dans de nombreux essais tentés pendant le cours de maladies aiguës de poitrine, entre autres pendant une épidémie de grippe, M. Tabarié a toujours vu l'ardeur intérieure du thorax ressentie par les malades , céder rapidement à l'air comprimé. J'ai retrouvé le même fait dans la bronchite aiguë, et je remarque que chez les hommes bien portants soumis à une forte pression , à celle de plusieurs atmosphères, comme cela a lieu dans certaines mines , sous la cloche du plongeur, cette augmentation de la chaleur intérieure n'est jamais observée , alors qu'elle devrait se produire avec beaucoup d'intensité. C'est bien plus : malgré l'excitation, l'échauffement que devrait causer un exercice toujours fatigant et dont l'action est secondée par le calorique que rend libre la compression de l'air, les ouvriers , sous la cloche du plongeur, éprouvent un refroidissement qui n'est nullement en rapport avec la température du milieu dans lequel ils sont placés. On peut donc conclure de tous ces faits que , contrairement à ce qui peut paraître vraisemblable au premier coup d'œil , la production de la chaleur animale, loin d'être sensiblement augmentée par l'action de l'air comprimé , conserve fort souvent son activité ordinaire et quelquefois se trouve ralentie.

Du reste, c'est parce qu'on analysait avec peu de soin ce qui se passe dans le bain d'air comprimé, qu'on a pu être tenté d'admettre un résultat inverse. On avançait, en effet : d'un côté, que sous l'action de l'agent qui nous occupe, la capacité de la poitrine se trouvait agrandie ; de l'autre, qu'en raison de cet agrandissement, un air plus abondant et surtout plus dense offrait naturellement au contact du sang une plus grande masse d'oxygène ; et, de ce double motif, on n'hésitait pas à déduire une production plus active de la chaleur animale.

Il sera facile de montrer le peu d'appui que cette opinion, d'ailleurs en opposition avec ce qui se passe, trouve dans ces mêmes faits sur lesquels on prétend l'asseoir. L'agrandissement de la cavité thoracique, qu'on attribue à l'influence de l'air comprimé, est loin d'être prouvé chez les sujets dont la poitrine est saine. Il suffit, pour le reconnaître, de se rappeler que l'équilibre le plus absolu entre la pression extérieure et intérieure subie par le corps, est une condition inséparable du bain d'air tel que nous l'étudions.

Chez les personnes que l'on soumet à son influence pour quelque lésion du tissu des poumons, l'agrandissement de la capacité de ces organes, qui résulterait, par exemple, de la guérison de leur état d'engouement, ne peut pas davantage être admis, alors même qu'un soulagement notable et une bien plus grande liberté de respirer se manifestent rapidement dès que la pression est élevée. L'expérience ne montre que trop souvent, dans ces cas, l'insuffisance d'un premier bain pour dissiper la lésion qui existe. D'ailleurs, n'est-ce pas assez qu'un air plus dense pénètre dans la portion encore saine du tissu pulmonaire, pour qu'une quantité de sang plus grande que sous l'action de l'atmosphère ordinaire, soit décarbonisée et rapproche de plus en plus les résultats actuels de la respiration, de ce qu'ils seraient dans l'état de santé? C'est ainsi que le besoin d'air si impérieux pour les malades oppressés, se trouve promptement satisfait sous les appareils médico-pneumatiques, et cette fois encore l'agrandissement du thorax n'est qu'un fait entièrement imaginaire.

On invoque en second lieu, comme cause d'un développement plus considérable de chaleur animale, l'arrivée dans les poumons d'une plus grande masse d'oxygène. Plus spécieuse que la première, cette explication n'est peut-être pas plus réelle : voyons, en effet, si elle ne tombera pas, à son tour, devant une appréciation plus complète de tout ce qui se passe?

Sous l'influence prolongée d'un air raréfié et relativement plus pauvre d'oxygène, on sait que l'asphyxie tend à s'établir et que toutes les fonctions s'affaiblissent. Sous l'action continue d'un air que sa condensation rend en quelque sorte plus riche de ce même principe vivifiant, une hématose plus active doit au contraire avoir lieu, donner naissance à plus d'excitation, à plus de chaleur générale. Mais, en appréciant ces deux points extrêmes d'un même phénomène, s'arrêter à ce que nous venons d'en rapporter, serait n'y voir que de simples effets de chimie animale, et laisser de côté tout ce que l'intervention des forces de la vie y introduit dans l'intérêt de la conservation de l'individu.

Or, dans le premier cas, on le sait, la respiration se précipite et, par des inspirations multipliées, par un renouvellement plus rapide de la petite quantité d'air que chacune d'elles peut amener dans les poumons, la nature cherche à suppléer à l'insuffisance de l'air respirable, à prévenir une asphyxie imminente.

Un phénomène opposé, mais pourtant du même genre, ne pourrait-il pas, sous l'influence d'un air comprimé, apporter un obstacle réel à l'action trop énergique du principe qui, cette fois, est offert aux poumons en trop grande abondance? Si les inspirations devenaient plus rares, elles préviendraient à la fois la formation d'une trop grande quantité de sang artériel, et le développement exagéré de chaleur animale qui aurait pu s'ensuivre. L'influence, d'ailleurs incontestable, d'une plus grande quantité d'oxygène, pourrait donc ainsi être utilement balancée par le simple ralentissement de la respiration; or, déjà ce ralentissement est, pour nous, au nombre des effets les plus certains de l'air comprimé, et M. Junod lui-même n'avait pas manqué de le constater. « Sous le bain d'air comprimé, les aspirations, » dit-il, sont *grandes et moins fréquentes.* » Il eût mieux fait de dire : sont plus *fructueuses mais moins fréquentes;* et cette assertion, d'accord avec ce que l'observation met chaque jour sous les yeux, quand on étudie l'action de l'air comprimé, eût rectifié des résultats que l'imagination seule, ou de fausses appréciations, avaient pu mettre en avant.

Après des considérations de ce genre, on comprend comment le plus grand nombre des personnes qui se soumettent à l'action de cet agent thérapeutique, n'éprouvent ni *chaleur intérieure*, ni *refroidissement sensible*. J'ai pourtant avancé que, dans certains cas, quelques sujets avaient la sensation d'un refroidissement intérieur, et que, surtout dans les maladies aiguës de poitrine, **M.** Tabarié avait constaté la cessation de l'ardeur interne qui les accompagne. Cette assertion n'est point, comme celle que je viens de discuter, un résultat admis *à priori* et sans pouvoir l'appuyer sur des faits; aussi me suffira-t-il, pour en faire comprendre la réalité, d'ajouter qu'il a été observé chez les sujets qui, dès les premières séances, avaient éprouvé une diminution bien marquée des battements du cœur. Or, le ralentissement de la circulation et celui qui se manifeste, sous la même influence, dans l'accomplissement des fonctions pulmonaires, justifient le résultat que j'annonce, par tout ce qu'ils peuvent apporter l'un et l'autre de diminution dans le développement de la chaleur animale. En outre, il est bon d'observer qu'une circulation ralentie affaiblit d'autant les mouvements fluxionnaires qui existent, et que la pression elle-même, dont l'action n'est pas douteuse, peut bien à son tour, en contribuant à dissiper la congestion inflammatoire, affaiblir d'autant la chaleur fixée sur la partie malade.

De tout ce qui précède il faut conclure, ce me

semble, que, sous l'action du bain d'air comprimé, les modifications de la chaleur du corps découlent de deux sources importantes à distinguer. Les unes, qui consistent dans l'accroissement de la chaleur pendant que la pression s'augmente ou se soutient à un degré élevé, et dans sa diminution, au contraire, sous l'influence d'une pression décroissante, sont étroitement liées à la température de l'air lui-même. Elles n'ont aucune valeur thérapeutique; mais elles indiquent la nécessité absolue de n'employer que des transitions bien ménagées.

Les autres se manifestent par la sensation d'un léger refroidissement intérieur ou par la cessation de la chaleur morbide, compagne de certaines affections. Conséquences d'une respiration plus rare et d'une circulation ralentie, ces effets se lient d'une manière directe à l'action curative de l'air comprimé, et peuvent mettre sur la voie des cas divers où ce moyen trouve une indication rationnelle.

Enfin, il est bon d'observer que le refroidissement général, intime, résultant de l'action sédative de l'agent qui nous occupe, est assez faiblement dessiné, dans bien des cas, pour rester inaperçu; qu'il n'est pas indispensable au succès du traitement; mais qu'il est, en général, d'un bon augure, parce qu'il se lie à des modifications avantageuses opérées dans les plus importantes fonctions de la vie.

La chaleur, qui dépend des changements de température que subit l'air sous les appareils, n'a pas le même privilége: elle n'est jamais utile au traitement. Et si, d'un autre côté, elle a pu, dans de rares occasions, devenir fâcheuse, en renouvelant, pendant la durée du bain, les sueurs débilitantes de la phthisie, il ne faut pourtant pas la regarder comme étant, dans tous les cas, une indication absolue d'interrompre les bains. Je l'observe constamment chez une dame d'un certain âge, d'une mobilité excessive, atteinte d'un rétrécissement de l'orifice aortique, et souvent fatiguée, par suite de cette lésion fort ancienne, de palpitations, d'oppression et de toux. Elle éprouve ordinairement, sous l'appareil médico-pneumatique, une chaleur fort incommode, quelquefois accompagnée de sueurs ; et cependant, chez elle, les symptômes fatigants que j'ai énumérés cèdent si bien à l'air comprimé, qu'après sept à huit bains elle retrouve toujours, pour un temps assez long, une facilité très-grande de respirer, elle ne tousse plus et n'éprouve que des palpitations affaiblies.

EFFETS DU BAIN D'AIR COMPRIMÉ SUR LES FORCES GÉNÉRALES.

Si maintenant l'on se demande quelle peut être l'influence de l'air comprimé sur les forces générales, il est facile de comprendre que son action doit tendre à les augmenter. Quelle que soit, en effet, la manière dont se comportent les deux principes constituants de l'air atmosphérique, quelle que soit leur importance particulière dans le phénomène de la nutrition, il est certain que, dans toutes les circonstances où l'homme se

place sous l'action de l'air comprimé, celui-ci se présente avec des modifications favorables aux usages qu'il
doit remplir. Si les organes pulmonaires se trouvent alors
dans un état de santé, ils reçoivent dans toutes leurs parties, mais sous son volume ordinaire, une plus grande
quantité du fluide nécessaire à l'une des opérations les
plus importantes du phénomène de l'assimilation. Quand,
au contraire, des lésions de nature diverse ferment à
l'accès de l'air ce *pabulum vitæ*, une partie du tissu
pulmonaire où il doit être élaboré, la quantité qui se
trouve introduite dans les portions restées saines doit,
par suite d'une densité beaucoup plus grande, suppléer
inévitablement à celle qui n'est point admise au contact
du sang dans les points malades. Ainsi, dans l'état de
santé, l'action réparatrice de l'air comprimé s'accomplit
facilement et de la manière la plus absolue. Dans l'état
de maladie, alors que par l'effet d'une respiration incomplète elle s'était trouvée réduite au-dessous de ce
qui est nécessaire à l'entretien régulier de la vie, elle se
rétablit dans des proportions plus larges et plus convenables. Le raisonnement le plus simple suffira donc
pour montrer, d'après cela, que si les forces générales
diminuent quand l'air atmosphérique ne s'offre pas en
quantité suffisante aux organes de la respiration, elles
doivent, au contraire, s'améliorer et s'accroître sous l'influence de l'air comprimé. Si nous entrons dans les
détails de ce qu'on observe en suivant avec attention ce
qui se passe dans l'emploi de ce moyen, nous ne trouve-
rons rien qui, bien examiné, ne confirme ces résultats.

Ainsi, dès les premières séances consacrées à l'usage de l'air comprimé, on constate souvent une amélioration notable des forces du malade ; l'exercice lui est devenu moins pénible , et la plus grande facilité qu'il a acquise pour accomplir et supporter une fatigue qu'il était auparavant incapable de soutenir , n'est pas un des moindres encouragements qu'il retire des premiers essais , ni une des causes les moins propres à dissiper le sentiment de défiance ou d'incrédulité avec lequel quelques personnes se soumettent à l'action d'un moyen si indifférent en apparence. Ce qui frappe alors le plus , c'est le *caractère intime* de cette nouvelle force , c'est la conviction du malade qu'elle lui est désormais bien acquise, et la confiance qu'elle lui donne en lui-même, pour entreprendre ce que la veille encore il n'eût pas osé se permettre.

A la vérité , le résultat que je signale ici comme produit par les premiers bains , ne s'établit pas aussi promptement dans toutes les occasions ; mais il est surtout intéressant à observer pour la promptitude avec laquelle il se montre chez certains sujets qui souffrent, depuis assez longtemps, d'une dyspnée liée à quelque lésion physique des poumons. Alors même que celle-ci n'a pas été sensiblement amoindrie, il a suffi, cependant , d'une respiration devenue plus régulière , plus réparatrice pendant quelques heures, pour que ce bon résultat ait profondément retenti sur toute l'économie et soit devenu la source d'une énergie nouvelle dans toutes les fonctions. On se fait difficilement une idée de l'heureuse influence qu'exerce sur les malades la conscience de cette force

acquise, alors même qu'elle n'est pas encore portée à un
très-haut degré. Un effet semblable est si rarement la
suite immédiate des moyens les plus usités et dont l'action est, cependant, parfois vivement ressentie, que son
arrivée sous l'influence d'un mode de traitement qui
semble agir à notre insu, a réellement quelque chose qui
étonne.

Sans doute, quand cette augmentation des forces se
manifeste dès le début, celles-ci ne sont pas toujours
définitivement acquises ; mais cette instabilité, qui n'est
que passagère et que quelques séances de plus ne manquent pas de leur ôter, ne saurait faire mettre en doute
la réalité de leur développement. Encore moins faudrait-
il, pour cela, vouloir comparer ce qui se passe ici, avec
les effets ressentis sous ces faibles variations de pression
atmosphérique, que mesurent trois ou quatre centimètres
d'élévation de la colonne mercurielle. Bien qu'elles se
rattachent au même principe, ces dernières modifications
des forces sont réellement passagères comme les accidents
atmosphériques qui les produisent ; mais les forces nouvelles, qui résultent d'une pression élevée, sont dues à
des modifications plus profondes, plus intimes, à des
effets de nutrition qui les infiltrent en quelque sorte dans
tous les organes, et leur font acquérir ainsi un caractère de permanence susceptible de se montrer, dans certaines occasions, d'une manière bien digne de remarque.
Ainsi, j'ai vu bien des fois, chez des sujets asthmatiques,
par exemple, alors que quelques bains d'air avaient sensiblement relevé les forces et ramené du calme dans la

respiration, un accès subit d'oppression être la suite d'une imprudence ou d'une cause imprévue. Il cédait, en général, assez promptement; mais, soit pendant sa durée, soit après, les forces acquises n'avaient rien perdu de leur intensité.

Il arrive bien plus souvent encore de voir les malades accuser une amélioration très—sensible de leurs forces, alors qu'aucun des signes physiques qui peuvent faire apprécier l'intensité des lésions morbides soumises à l'action de l'air comprimé, n'a subi la moindre variation capable de faire croire à une diminution du mal. Le retour des forces précède, dans ce cas, la guérison des lésions locales, et, selon toute apparence, il ne reste pas étranger à cette guérison. Que de fois, en effet, ne sommes—nous pas réduits à regretter, surtout dans le traitement des maladies chroniques, l'obstacle funeste que le défaut des forces générales oppose aux efforts de la nature ou à l'action des remèdes !

Lorsque l'air comprimé est mis en usage d'une manière soutenue, l'action fortifiante que M. Tabarié lui avait reconnue, devient plus marquée, parce qu'elle est alors le produit de l'amélioration journalière qu'il apporte dans les résultats des fonctions pulmonaires, et de l'activité qu'il imprime à tous les actes de la nutrition. Dans ce cas, en effet, par un phénomène inverse à ce qui se passe quand on respire l'air des plus hautes montagnes, les fonctions digestives prennent une activité proportionnelle à celle de la respiration ; l'appétit s'augmente communément, et des digestions plus régulières viennent

ajouter leur influence à celle d'une hématose plus facile
et plus complète. Les heureux résultats de cette amélioration des fonctions réparatrices, sont promptement mis
hors de doute, par ce qui se passe chez les personnes devenues anémiques, soit par suite d'émissions sanguines
répétées, soit par suite du régime austère et des souffrances qu'entraîne une maladie chronique. Après un
petit nombre de bains, on suit aisément, dans ces cas,
les progrès journaliers de la nutrition : le teint se co-
lore ; le pouls acquiert de la consistance et de la force ;
le mouvement devient facile, il cause chaque jour moins
de fatigue, tandis que le repos devient importun ; l'embonpoint s'augmente ; le moral se relève, et la régularité
de toutes les fonctions devient elle-même une cause incessante du bien qui, chaque jour, se prononce davantage.

Ces effets réparateurs si constants que produit l'air
comprimé, et dont la réalité est démontrée par les
grands avantages qu'on en retire chez les jeunes enfants
à tempérament débile qui peuplent les maisons orthopé-
diques, rendent cet agent bien précieux dans le traitement des maladies chroniques et dans celui des maladies
aiguës qui peuvent l'admettre. Grâce à eux, en effet,
pendant que les lésions morbides disparaissent, ainsi que
je le montrerai bientôt par les faits, non-seulement les
forces du malade ne sont point diminuées par des pertes
de sang plus ou moins abondantes, par des évacuations
plus ou moins répétées, par des irritations locales ré-
vulsives et douloureuses ; mais l'action de l'air comprimé
étant surtout un effet réparateur qui s'accomplit le plus

souvent indépendamment de l'état pathologique des organes qui contribuent à le réaliser, les forces générales
sont ainsi conservées et le plus souvent augmentées. Aussi,
tandis qu'avec d'autres agents thérapeutiques, il faut,
quand la maladie est finie, s'empresser de réparer les
pertes que la guérison a coûtées, et veiller, sans cesse, au
moindre choc qui pourrait encore briser une machine si
fortement ébranlée ; après un traitement par l'air comprimé, grâce à l'influence salutaire qui chaque jour s'est
manifestée sur l'ensemble des forces ; on n'a plus, en
quelque sorte, de convalescence. En même temps que les
organes lésés se guérissent, les forces s'augmentent ; et
quand les premiers sont rendus à l'état naturel, les secondes sont elles-mêmes, et quelquefois depuis assez longtemps, rétablies dans leur état normal. Ainsi, la santé
succède directement à la maladie, et si j'ai constaté chez
beaucoup de sujets guéris par l'action de l'air comprimé,
que les effets salutaires de celui-ci semblaient s'accroître
encore quand son usage était abandonné, c'est que le bon
état de toutes les fonctions, l'harmonie rétablie dans leur
ensemble, et le retour des forces générales, devenaient
une cause incessante de l'amélioration progressive et
rapide de la santé.

L'EMPLOI DU BAIN D'AIR COMPRIMÉ NE PEUT PRODUIRE AUCUNE CONGESTION SUR LES ORGANES INTERNES.

Dans les applications qui ont été faites jusqu'ici, de l'air comprimé, au traitement de diverses maladies, on a vu souvent des mouvements fluxionnaires, des congestions locales, des engorgements chroniques, céder aisément sous son influence. Lorsque j'ai eu l'occasion de mentionner des faits de cette nature, je n'ai pas hésité à admettre que la pression augmentée de l'air avait contribué à ce résultat, comme la diminution de cette même pression facilite l'abord plus rapide du sang et des humeurs à la surface du corps. On a trouvé dans cet effet, si souvent utile, de l'air comprimé, le motif d'une objection à son emploi, trop sérieuse en apparence pour ne pas nous y arrêter un instant. Sans tenir compte de l'équilibre de pression qui, dans toutes les circonstances où la pression de l'air est augmentée, ne peut que s'établir absolument comme il le fait sous l'atmosphère ordinaire, quand tout le corps s'y trouve plongé, on a demandé s'il n'était pas à craindre qu'une pression considérable, en refoulant les liquides loin des grandes surfaces qui sont en rapport avec l'air, ne décidât vers les organes internes, vers la poitrine ou le cerveau, de dangereuses congestions?

Partout où l'air comprimé a été mis en usage, on l'a utilisé avec les plus grands succès, contre des affections de poitrine dans lesquelles le tissu pulmonaire était engorgé; et, loin d'augmenter par l'arrivée des liquides refoulés de l'extérieur, l'engouement s'est dissipé. Des sujets atteints de disposition aux congestions cérébrales, ayant, comme on le dit vulgairement, le sang à la tête, placés sous l'appareil à air comprimé, pour d'autres motifs, loin de voir leur disposition morbide se réaliser d'une manière fâcheuse, n'ont jamais eu la tête plus libre, n'ont jamais été moins fatigués par l'arrivée trop abondante du sang au cerveau, qu'après avoir fait usage des bains d'air comprimé.

L'expérience nous donne donc la meilleure réponse que l'on puisse faire à cette objection, qu'il est d'ailleurs si facile de repousser, d'après tout ce que nous avons déjà vu de l'influence de l'air comprimé sur la respiration et la circulation.

Après avoir passé en revue les différents effets qui se produisent sous l'influence de l'air comprimé, je pense qu'il suffira de les résumer, pour faire comprendre tout le parti qu'on peut tirer de cet agent thérapeutique dans le traitement d'un assez grand nombre de maladies.

L'air comprimé, quel que soit le degré auquel on l'élève, peut être supporté sans danger, à cause de l'équilibre de pression qui s'établit sur toutes les parties du corps, absolument comme cela a lieu dans l'atmosphère ordinaire.

L'expérience démontre, qu'à une pression poussée bien

au-delà du degré qu'il suffit d'atteindre pour déterminer tous les effets thérapeutiques, il ne survient dans les phénomènes de la vie aucune modification qui puisse nuire à leur régularité.

Sous l'influence d'une augmentation de pression portée à deux cinquièmes d'atmosphère environ, et qu'une longue expérience a généralement démontrée comme la plus convenable à employer, on voit se dissiper les mouvements fluxionnaires, les congestions permanentes qui ont leur siége sur les surfaces cutanée et muqueuse en contact direct avec l'air.

Il est rationnel d'admettre que la diminution de pression atmosphérique suffisant pour ralentir le retour du sang veineux vers le cœur, et pour favoriser ainsi des stases dans le système capillaire, une augmentation de pression doive, au contraire, faciliter ce retour et dissiper ces congestions.

Les liquides accumulés sur ces lieux de fluxion, rendus ainsi à la circulation générale, ne deviennent jamais la cause de métastases fâcheuses ; ils rentrent surtout dans la circulation capillaire, dont l'équilibre seul avait été rompu.

La respiration opérée dans un air comprimé, en mettant le sang en contact avec une plus grande abondance des deux principes constituants de l'air sous un même volume, doit nécessairement décarboniser une quantité de sang plus considérable que dans l'état ordinaire. Par la même raison, le rôle que l'azote peut jouer dans l'économie doit aussi se trouver plus amplement rempli.

Chaque inspiration doit donc avoir un effet plus étendu sous l'air comprimé que sous l'atmosphère ordinaire : de là, la nécessité d'inspirations moins répétées, pour suffire aux besoins de chaque moment ; de là, une diminution, souvent très-grande, dans le jeu des organes pulmonaires, et la source d'un repos si utile et pourtant si difficile à procurer par tout autre moyen, à des organes dont l'action doit être incessante.

Sous l'influence des relations qui unissent la respiration avec les batttemens du cœur, le ralentissement de la première doit amener une modification semblable dans la circulation ; bien des faits permettent, en outre, d'attribuer à l'air comprimé une action sédative directe sur le système circulatoire ; sous cette double action, la lenteur du pouls devient un état permanent, non-seulement pendant l'emploi soutenu des bains d'air comprimé, mais même longtemps après leur interruption. Il en résulte, pour le cœur lui-même, un repos dont l'importance est facile à comprendre, quand on se rappelle que le nombre des battements du pouls a pu être réduit à 45 par minute.

Sous l'influence de l'air comprimé, la respiration se perfectionne, le sang devient plus apte à la nutrition et se dépouille mieux des particules impropres à celle-ci. Alors, une circulation plus calme, plus normale, se porte dans de justes proportions à toutes les parties du corps, détruisant, par sa régularité même, ce que, jusque-là, elle pouvait accidentellement offrir d'irrégulier, de pathologique. En même temps, l'appétit s'augmente, les fonctions digestives s'accomplissent avec régularité, et par là se trouve assurée une bonne nutrition, source indubitable d'un accroissement des forces générales. C'est donc en elle que le bain d'air comprimé puise son action tonique, action d'autant plus réelle, qu'elle s'accompagne d'une rénovation organique facile à reconnaître de bonne heure chez tous les malades, et surtout chez les sujets débiles, anémiques, diathésiques, pour lesquels elle est d'ailleurs si utile.

A mesure que les effets que je viens de rappeler se prononcent d'une manière durable, on voit, sous l'action de l'air comprimé, s'effacer des congestions aiguës ou chroniques, des dispositions fluxionnaires récentes ou anciennes. Alors, une plus grande régularité dans la circulation capillaire et veineuse, moins d'activité dans la respiration, et surtout une lenteur remarquable imprimée à la circulation artérielle, s'opposent au retour de ces états morbides, après avoir contribué à les dissiper.

Les sécrétions offrent peu de traces de l'action de l'air comprimé. J'ai signalé une augmentation sensible de la salive pendant la durée du bain. On a aussi remarqué que les urines s'accroissaient et devenaient plus claires, par l'emploi continu de cet agent. J'ai rarement constaté leur plus grande abondance, mais souvent je les ai vues perdre leur aspect coloré et dépendant de l'état des organes malades, à mesure que ceux-ci revenaient à l'état normal; ce n'était donc qu'un effet secondaire. Il semble, d'ailleurs, que la lenteur imprimée à la circulation artérielle justifierait peu l'accroissement des sécrétions les plus importantes.

Après ce résumé, je n'ai pas besoin de passer en revue toutes les sources d'indications qui peuvent faire recourir à l'emploi de l'air comprimé. Un agent capable de dissiper de graves congestions aiguës ou chroniques, en relevant le ton des parties qu'elles affectaient; d'apporter dans les fonctions pulmonaires et dans la circulation, un calme, une régularité soutenues; de perfectionner la nutrition et de relever ainsi graduellement les forces générales, en même temps qu'il dissipe les états morbides qui les ruinaient; et de porter, par ce moyen, sa bienfaisante influence jusqu'à modifier, à la longue, les atteintes profondes qu'indiquent les états cachectiques et certaines diathèses; un tel agent peut offrir de précieuses ressources dans le traitement de maladies très-variées. Un jour viendra, sans doute, où ces vérités, établies par une longue expérience, rendront le bain d'air comprimé plus généralement usité; les faits variés que je puis déjà rapporter pour démontrer son action salutaire, tendront, j'espère, à préparer ce résultat.

EMPLOI

DU

BAIN D'AIR COMPRIMÉ

DANS

LE TRAITEMENT DE DIVERSES MALADIES.

———

PREMIÈRE PARTIE.

——

Maladies des voies aériennes.

Dans l'exposé des faits nombreux qui doivent servir
de preuve à tout ce que j'ai dit de l'air comprimé, je
classerai les maladies d'un même genre l'une à côté de
l'autre, dans des groupes distincts. Ce ne sera pas toujours le moyen d'exposer les effets de cet agent thérapeutique en suivant, comme je l'aurais voulu, une
gradation bien ménagée du plus simple au plus composé;
mais la constance de cette action dans des cas semblables
entre eux, les légères modifications que peuvent alors

lui imposer certaines individualités, comme aussi diverses circonstances propres à rendre plus ou moins positive l'indication de l'air comprimé, pourront ressortir de ces rapprochements, et ce sera l'occasion de compléter, sous ce rapport, l'exposé plus général que je viens de faire. Obligé, quelquefois, d'entrer dans des détails un peu minutieux, pour mieux faire ressortir les modifications apportées dans tel ou tel état pathologique, pour montrer la manière graduée dont ces modifications se prononcent, et établir ainsi la certitude de leur développement par l'effet de l'air comprimé, je retrancherai, pourtant, tous les détails qui nuiraient, par trop de longueur, à l'intérêt des faits eux-mêmes. C'est dans ce but, qu'après avoir cherché à bien caractériser la maladie, je ne reviendrai pas sur son historique, sur tous ses symptômes journaliers ; il me suffira de signaler les changements obtenus. De même, pour éviter des répétitions inutiles, il m'arrivera souvent de ne pas rapporter pour chaque malade individuellement, toute la série des impressions qu'il aura ressenties pendant son séjour dans les appareils, et dont il m'aura rendu compte.

Je crois devoir rappeler qu'en général le bain d'air comprimé se prolonge pendant deux heures, et que la pression est ordinairement portée à 30 centimètres au-dessus de celle de l'atmosphère. J'ai fait connaître comment la pression s'élève avec lenteur, le temps qu'elle met à parvenir au degré le plus élevé, celui pendant lequel elle reste invariablement soutenue, et celui que l'on consacre à sa décroissance ménagée. Ces règles diverses sont celles de tous les bains, sauf quelques exceptions, et par conséquent, tant que quelques circonstances particulières n'auront pas exigé de modification à ce sujet, je pourrai me contenter de dire que le bain d'air comprimé a été mis en usage : il sera bien entendu qu'il a duré deux heures, et que le degré de condensation a été porté à 30 centimètres au-dessus de la pression atmosphérique.

Je dois enfin prévenir le lecteur, que dans tous les cas où j'ai eu recours au *bain d'air comprimé*, il a été mis en usage exclusivement à tout autre moyen. S'il se présente quelques rares exceptions à cette règle absolue, qui pouvait seule nous fournir les moyens de bien étudier l'action de ce nouvel agent thérapeutique, j'aurai soin de les indiquer.

Affections catarrhales aiguës ou chroniques des voies aériennes.

PREMIÈRE OBSERVATION.

Bronchite aiguë ; extinction presque complète de la voix.

Au mois de mars 1840, sous l'influence de vents impétueux, M. B....., âgé de 43 ans, d'une bonne constitution et nullement sujet à des maux de poitrine, ressentait depuis quelques jours au larynx une irritation, cause d'une toux fréquente et sèche, sans fièvre et sans dérangement notable des principales fonctions. Au bout

de quelques jours la douleur prit tout à coup une intensité plus grande, se propagea d'abord du larynx jusqu'aux
bronches, et de là dans presque toute l'étendue de la
poitrine, s'accompagnant, principalement sous le sternum, d'un sentiment de gêne et de vive chaleur. La toux
était devenue plus fréquente ; ses quintes, plus longues
et douloureuses, amenaient une expectoration de mucosités glaireuses, mélangées, dans une assez grande proportion, avec de la matière grise décrite par Laënnec.
Le moindre mouvement augmentait la gêne de la respiration, devenue plus fréquente ; le larynx était douloureux
à la pression ; la voix était presque entièrement éteinte,
et les efforts nécessaires pour la rendre un peu plus distincte, augmentaient les douleurs de la poitrine et du
larynx. La percussion était sonore ; l'auscultation constatait çà et là quelque peu de râle sibilant.

De la céphalalgie, quelques frissons généraux survenant
au milieu d'une chaleur générale élevée, avec sécheresse
à la peau, accompagnaient cet état. Le pouls, plein et
fréquent, s'était élevé jusqu'à **72** pulsations par minute,
en conservant sa régularité.

Dans cet état, on eut recours au bain d'air comprimé
et la pression fut graduellement élevée, dans l'espace
de demi-heure, jusqu'à trente centimètres au-dessus de
celle de l'atmosphère. Une douleur passagère se fit sentir sur les deux membranes du tympan. Dès qu'on eut
atteint la pression que je viens d'indiquer, l'arrière-gorge
devint le siége d'un picotement continu. La chaleur intérieure de la poitrine diminua sensiblement ; le poids qui

semblait oppresser le thorax s'allégea et laissa la respiration plus libre ; l'émission des sons se fit avec moins
d'efforts, la voix prit de la force, la lecture devint possible
à haute voix. Au bout d'une heure et demie de séjour sous
l'appareil, le pouls n'était plus qu'à soixante-quatre pulsations par minute ; la chaleur générale diminuait, sans
amener encore le sentiment du froid ; la toux était plus
rare, ses quintes moins prolongées. Un peu plus tard,
la poitrine, affranchie de toute douleur, de toute chaleur,
accomplissait ses fonctions avec beaucoup de liberté ; un
grand calme se manifestait ; la voix, devenue plus claire,
soutenait une lecture à haute voix et prolongée ; le pouls
tombait à soixante pulsations, devenait souple, et, à la
fin de la séance, le retour à la pression ordinaire s'était
fait sans que la douleur, la toux et tous les autres symptômes que l'air comprimé avait dissipés, reparussent.
La voix avait repris son timbre habituel, elle le conserva
malgré qu'au sortir de la séance, le sujet de cette observation se livrât à des conversations trop suivies ; et sa
guérison fut si complète que, dès le lendemain, il reprit
ses occupations habituelles.

Nous n'aurons pas toujours à constater des guérisons
aussi faciles et aussi promptes que celle-ci. Le peu d'ancienneté de la maladie, l'intensité modérée de tous ses
symptômes, assez graves cependant pour que tout autre
mode de traitement eût exigé des soins et un repos de
plusieurs jours, rendaient sans doute plus aisée l'action
de l'air comprimé. Mais ce n'est pas seulement en con-

sidération d'un succès si rapide et si bien assuré, que j'ai débuté par cette observation : elle avait, à mes yeux, l'avantage de montrer, à côté d'un résultat aussi satisfaisant, le développement régulier des effets du bain d'air comprimé. Ainsi, le mouvement fluxionnaire fixé sur la membrane muqueuse des voies aériennes, se dissipe avec tous les symptômes qu'y s'y rattachent ; la respiration et la circulation reprennent leur rhythme habituel, en déterminant l'abaissement de la chaleur générale, et ce passage de la maladie à la santé s'accomplit avec un tel ménagement des forces, que le rétablissement a lieu sans gradation intermédiaire, sans convalescence.

Ce résultat, peu surprenant sans doute, après une maladie d'aussi courte durée, ne peut cependant qu'être attribué à l'air comprimé, puisque c'est par lui seul que le traitement a été accompli. D'ailleurs, nous retrouverons un rétablissement aussi rapide dans des affections plus graves, plus anciennes, plus longuement rebelles à cet agent thérapeutique, et ces cas achèveront de mettre en lumière cet avantage que l'air comprimé possède sur toutes les autres méthodes de traitement. Les saignées générales ou locales, les évacuants de diverses sortes, les révulsifs plus ou moins énergiques, qui font essentiellement partie de ces dernières, n'accomplissent jamais leurs effets sans porter de graves atteintes aux forces générales. L'air comprimé les ménage, au contraire, soit en évitant toute espèce d'évacuation, soit en modérant le jeu des principales fonctions organiques ;

et, de plus, il tend à les augmenter par son influence directe sur la nutrition.

IIe OBSERVATION.

Angine chronique ; extinction de voix.

Mademoiselle L..., de Guernesey, âgée de 35 ans, d'un tempérament nerveux, d'une assez bonne constitution et régulièrement menstruée, avait éprouvé plusieurs atteintes graves de douleurs rhumatismales, qui lui avaient rendu très-pénible l'habitation des pays du Nord. Depuis quelques années, une irritation très-prononcée s'était établie sur la membrane muqueuse des fosses nasales et de toute l'arrière-gorge. La voix s'était promptement altérée ; elle avait tellement baissé de ton, elle s'était tant affaiblie, qu'elle était presque totalement éteinte. Le voile du palais, ses piliers, la luette, la paroi postérieure du pharynx, offraient une teinte générale d'un rouge vif, parsemée çà et là de taches plus rouges encore et de petits vaisseaux fortement injectés de sang. Depuis le moment où cet état s'était manifesté, il survenait très-souvent dans la journée, sous l'influence des causes les plus variées et quelquefois les moins appréciables, des bouffées de chaleur et de sang à la face, se terminant par des accès de céphalalgie. La respiration était libre ; cependant il suffisait que mademoiselle L... se trouvât pendant quelques instants au milieu d'une réunion nombreuse, pour qu'elle ressentît de l'oppres-

sion, et bientôt après de la chaleur au visage avec céphalalgie. La poitrine et le cœur, examinés par la percussion et par le stéthoscope, ne donnaient aucun bruit
anormal ; le pouls était régulier, peu développé et donnait
80 pulsations par minute.

Pendant le premier bain d'air comprimé, la pression
ne fut poussée qu'à 25 centimètres au-dessus de celle
de l'atmosphère, à cause d'un peu de chaleur au visage,
qu'éprouva la malade dès le début de la séance et qui,
fut, sans doute, le résultat d'un peu d'émotion produite par une chose inaccoutumée. Du reste, elle se
dissipa promptement et fut, avec une légère pression
aux oreilles et le sentiment d'un grand calme général,
les seules impressions dont la malade eut à rendre compte.
A la fin du bain, le pouls ne donnait que 66 pulsations
et la tête était plus libre ; mais ces effets ne se soutinrent pas.

Après le troisième bain, la rougeur de l'arrière-gorge
avait, pour la première fois, sensiblement diminué ; on
n'y remarquait plus de vaisseaux injectés et la voix prenait plus de force. Après le cinquième, l'injection habituelle de la figure avait fait place à une coloration
naturelle ; les céphalalgies ne reparaissaient plus ; les
membranes muqueuses, congestionnées depuis si longtemps, avaient repris leur teinte rosée ; la voix se trouvait
rétablie et le pouls était habituellement à 60 pulsations
par minute. Malgré l'interruption des bains d'air comprimé, cette amélioration se soutint au point de faire
espérer une guérison complète. On n'eut pas recours à

d'autre séance, et j'ai su longtemps après qu'elle ne s'était pas démentie.

Cette fois, nous n'avons pu obtenir qu'au bout de quelques séances, la guérison d'une irritation chronique peu intense. Elle datait, il est vrai, de plusieurs années et devait résister avec d'autant plus d'énergie, qu'elle existait en même temps qu'une fâcheuse habitude de mouvements fluxionnaires vers la tête. Or, quel qu'ait été, au début de la maladie, l'ordre suivi dans leur apparition par l'irritation de la gorge et les mouvements fluxionnaires vers la tête; quel qu'ait été celui de ces deux états pathologiques qui ait précédé l'autre, le temps, l'habitude de se produire et de durer ensemble, avaient certainement fini par les rendre solidaires, et il était bien difficile de penser que le mal de gorge disparût tant que le sang serait poussé à la tête par des mouvements fluxionnaires fréquents et répétés. C'est peut-être, dans ce cas, autant à ces rapports qu'à son caractère chronique, que l'irritation de toutes les parties de l'arrière-gorge dut de céder moins vite que l'irritation aiguë et bien autrement intense, qui a fait le sujet de la première observation. Dans ce dernier cas, on doit peut-être rapporter beaucoup à la pression augmentée; tandis que, dans l'observation qui nous occupe actuellement, un effet plus intime, plus profond, était sans doute nécessaire; et ce qui le fait croire, c'est que, du moment où la circulation a été ralentie et a cessé d'alimenter ainsi d'une manière active, incessante, tout état fluxionnaire, la rougeur des parties de l'arrière-gorge a disparu d'une manière définitive, et la guérison a été complète.

Sans doute, chez mademoiselle L..., l'habitude de mouvements fluxionnaires vers la tête était, dans sa maladie, un élément particulier qui rendait plus nécessaire à la guérison définitive de l'irritation de la gorge, l'intervention d'une modification de la circulation générale ; mais on ne peut se refuser à admettre que, par lui-même, le caractère chronique d'une irritation locale ne la rende assez tenace pour exiger qu'à l'effet local de la pression augmentée, s'ajoute l'action spéciale de l'air sur la circulation. On voit très-souvent, si ce n'est toujours, dans des cas analogues à celui qui nous occupe, une amélioration très-notable se manifester d'abord sous l'appareil, et puis, pendant un certain nombre de jours, disparaître immédiatement après la séance, avec l'action actuelle de l'air comprimé. C'est que, sans doute, il ne suffit pas alors du seul effet de la pression ; il faut, pour que l'équilibre se rétablisse d'une manière définitive dans tout le cercle de la circulation capillaire, et pour que les congestions se dissipent complètement et pour toujours ; il faut, dis-je, qu'une action générale se fasse sentir sur la grande circulation ; il faut que celle-ci, réduite dans son activité, alimente d'une manière moins soutenue, moins incessante, la congestion locale que la pression a d'abord effacée. Ce n'est qu'à cette condition qu'on rend définitif un effet qui, dès le principe, peut bien s'établir dans l'appareil, sous l'action de l'air com-

primé, mais qui ne se prolonge pas au-delà, tant que
la lenteur de la circulation artérielle n'est pas elle-même
un effet assuré. Ce fait, que l'expérience sanctionne,
prouve que dans l'emploi de l'air comprimé, il faut savoir,
comme dans celui de tout autre autre agent thérapeutique,
apporter une persévérance proportionnée à l'ancienneté
et à la résistance du mal. L'observation suivante nous
montrera tout ce qu'on peut alors attendre du bain d'air,
pour la guérison d'affections anciennes et rebelles.

IIIe OBSERVATION.

*Irritation chronique de la membrane muqueuse
de l'arrière-gorge ; aphonie.*

M. de L...., officier de cavalerie, âgé de 39 ans, d'un
tempérament sanguin, d'une bonne constitution, avait
toujours joui d'une bonne santé, jusqu'au moment où
pendant un voyage entrepris pour la remonte de son
régiment, il se sentit tout à coup si violemment pris
de la gorge, au moment de commander, qu'il lui fut
impossible d'élever la voix. Une aphonie complète survint ainsi presque instantanément, et s'accompagna
d'un engorgement inflammatoire des diverses parties de
l'arrière-gorge. Pendant qu'elle résistait à tous les
moyens dirigés contre elle, plusieurs nouvelles atteintes
d'amygdalites aiguës se succédèrent, furent traitées par
des moyens très-variés, au nombre desquels furent
même appelés, sans plus de succès, des antisyphilitiques,
dont, au reste, le malade garantissait la complète inutilité. Les vomitifs, les gargarismes astringents, les

dérivatifs, les cautères même sur le devant du cou, et tous les autres moyens auxquels on put recourir, restèrent sans succès ; l'aphonie persista dans toute son intensité.

A l'époque où je conseillai à M. de L..... l'usage des bains d'air comprimé, l'aphonie existait déjà depuis quinze mois. La voix était éteinte ; elle était semblable à celle d'une personne qui parle à voix basse, et devenait encore plus faible, plus nulle par une longue conversation. Il n'y avait point de toux ; le larynx n'était nullement douloureux à la pression. La membrane muqueuse qui recouvre le voile du palais, ses piliers, la luette et les amygdales, offrait une rougeur uniforme, très-intense et quelques petits vaisseaux sanguins très-injectés. Il n'existait pourtant qu'un engorgement peu sensible de ces parties; la figure était habituellement injectée. Il n'y avait alors aucune expectoration notable, tandis qu'à diverses reprises le malade avait parfois rejeté, d'une manière assez soutenue, des crachats muqueux, épais, jaunâtres, mais jamais sanguinolents. Le goût et l'odorat étaient complètement perdus depuis l'apparition de l'aphonie. Toutes les autres fonctions étaient régulières.

Le premier bain d'air comprimé fut pris le 27 janvier 1841. Au moment où le malade se plaçait sous l'appareil, son pouls, peut-être un peu animé par la marche, était à 78 pulsations par minute, sans plénitude, sans dureté. Sauf un léger refroidissement que le malade éprouva quand il eut ressenti l'action soutenue d'une pression élevée, cette première séance et celles qui suivirent se passèrent sans causer la moindre impression, et ce malade est un de ceux qui n'ont jamais rien ressenti sous l'appareil. Trois heures après le bain, le pouls n'était qu'à 70 pulsations. Rien n'était encore changé dans la voix, ni dans l'état des parties qui constituent l'arrière-gorge.

Après le troisième bain, la voix était un peu plus claire, mais elle s'éteignait dès que le malade avait prononcé quelques paroles.

Après le quatrième, la rougeur avait beaucoup diminué sur toute l'arrière-gorge ; on n'y voyait plus de vaisseaux injectés ; la voix était plus claire, plus sonore, mais elle avait quelque chose de sec.

Le septième bain avait encore augmenté l'amélioration ; mais le temps étant devenu très-froid et la voix du malade s'altérant d'une manière notable dès qu'il sortait de son lit, le traitement fut suspendu pour quelques jours et repris le 9 février.

Malgré cette interruption, le bien obtenu se soutint, et après la dixième séance, la voix avait acquis une souplesse remarquable, une facilité d'émission que tout le monde reconnaissait. M. de L... parlait sans efforts, sa voix se soutenait et avait à peu près retrouvé son timbre naturel. L'état de l'arrière-gorge s'était aussi rapproché de plus en plus de l'état normal.

L'arrivée de pluies froides et soutenues causa dans le traitement une nouvelle interruption, qui se prolongea du 11 au 22 février. Pendant sa durée, les changements heureux survenus dans l'état de M. de L... se soutinrent parfaitement.

Après la dix-neuvième séance, l'arrière-gorge avait retrouvé son état naturel ; la voix était plus forte, plus souple, plus facile ; elle se soutenait bien plus long-temps ; et, quoique dans une conversation prolongée elle prît quelquefois un timbre plus grave, elle n'en conservait pas moins toute sa clarté.

Une troisième fois le traitement fut suspendu, du 26 février au 8 mars, et pendant ce temps l'amélioration obtenue se confirmait et s'augmentait au point de permettre de très-longues conversations, sans en être altérée ; elle était, à bien peu de chose près, revenue à son état naturel. On remarquait déjà, depuis longtemps, que la figure de M. de L... était moins colorée ; elle n'offrait plus d'injection des petits vaisseaux et le teint était plus uni.

Enfin, la vingtième séance, prise le 12 mars, avait rendu à la voix toute son intensité, toute sa clarté, toute sa force de résistance, et M. de L..., rappelé par le Ministre de la guerre, pour remplir les fonctions de capitaine commandant un escadron, n'hésita pas à se rendre à son poste. Sa voix soutint très-bien l'épreuve dangereuse qu'elle allait subir, et j'ai su, longtemps après, que M. de L... avait pu continuer une carrière qu'il parcourait avec distinction.

Il serait difficile de rapporter, en faveur de l'air comprimé, une observation plus concluante que ne l'est

celle-ci. Une maladie grave, invétérée, que n'avaient pu
guérir des traitements variés et suivis par le malade
avec une constance bien rare, est à peine soumise à ce
nouvel agent, qu'elle ne tarde pas à en ressentir une influence favorable; alors même que le malade semble ne
rien éprouver sous le bain d'air comprimé, les effets de
celui-ci se prononcent, grâce à son action profondément
modificatrice, qu'il faut surtout invoquer ici, pour
l'explication de tout ce qui se passe. Les symptômes
congestifs résistent, en effet, pendant quelques jours, et
ce n'est qu'à la suite de plusieurs bains, qu'une légère
modification se prononce; mais elle est solidement acquise; elle prend chaque jour une nouvelle valeur, et,
malgré des interruptions dans le traitement, malgré
l'action défavorable des circonstances atmosphériques
qui forcent à ces interruptions : par conséquent, sans le
secours soutenu du bain d'air, le bien déjà produit s'augmente, et une guérison solide s'établit. Une telle marche
est, sans doute, bien propre à faire comprendre la vérité
de cette assertion, que j'ai déjà mise en avant, que le traitement accompli par le bain d'air comprimé, a surtout
l'avantage d'améliorer constamment les forces générales, pendant qu'il dissipe certains phénomènes morbides. Il termine les maladies, sans laisser après elles d'état
valétudinaire, sans préparer des convalescences où l'on
est appelé à réparer tout à la fois, et les conséquences
du mal, et certains effets inévitables des remèdes eux-
mêmes. Chez M. de L..., comme nous le retrouverons,
du reste, dans le traitement d'affections bien autre-

ment graves, une guérison complète succède immédiatement à la maladie, et supporte sans danger l'épreuve
redoutable à laquelle il doit se soumettre en reprenant,
sans aucune précaution, des fonctions pénibles et qui
certes ne lui permettaient pas le moindre ménagement
des organes mêmes qui avaient si longtemps souffert.

Averti par cet exemple et par d'autres cas où j'ai
vu des guérisons se consolider de plus en plus, bien que
l'usage du bain d'air comprimé eût été discontinué avant
qu'elles eussent été définitivement accomplies, j'ai pensé
qu'il serait souvent fort utile, surtout dans les longs
traitements, de laisser parfois quelques intervalles, et
de diviser ainsi en plusieurs séries le nombre de bains
qui peuvent être nécessaires. Dans ces intervalles de
repos, le bien produit se consoliderait par suite de l'amélioration des forces générales, et rendrait encore plus
faciles et plus profitables les effets des bains subséquents.
Malheureusement il n'est pas toujours possible de faire
comprendre aux malades que, dans ces cas, un repos
n'est pas une perte de temps, et leur impatience, sur-
excitée par la connaissance de quelque guérison rapide,
se prête trop rarement à de sages lenteurs.

IVᵉ OBSERVATION.

Angine chronique ; extinction de voix.

M. de C..., âgé de 50 ans, d'un tempérament bilioso-
nerveux, avait reconnu de bonne heure qu'il lui était

impossible de faire de grands efforts de voix, au point que, pendant son séjour à l'École polytechnique, il ne pouvait pas même commander une brigade. Plus tard, se trouvant chargé, chez une nation étrangère, d'une organisation très-importante, il en éprouva de longues et très-grandes fatigues. Près d'avoir accompli cette mission, M. de C... sentit sa voix s'affaiblir, baisser de ton, devenir plus grave et se refuser à une conversation quelque peu prolongée.

M. de C... avait abandonné ses grandes occupations depuis cinq ans et sans qu'il en fût résulté la plus légère amélioration dans son état, lorsque le professeur Lallemand me l'adressa, dans l'espoir qu'un traitement par l'air comprimé pourrait avoir d'heureux effets.

Alors, la voix conservait encore tous les caractères que j'ai rapportés, et dès le matin, même après le repos d'une bonne nuit, elle était très-rauque et très-grave. La conversation l'éteignait de plus en plus, et pour peu que dans la journée M. de C.... causât longuement, il éprouvait pendant la nuit suivante, de l'insomnie au milieu d'une agitation fébrile.

Lorsqu'on examinait l'arrière-gorge, la luette se montrait très-longue et tuméfiée, surtout à son extrémité libre, qui reposait sur la base de la langue. Les amygdales, fort engorgées, rendaient l'isthme du gosier bien plus étroit que dans l'état ordinaire; la membrane muqueuse qui les recouvre ainsi que le voile du palais et la luette, était d'une rougeur intense; sur toutes ces parties, il n'y avait d'autre douleur qu'un sentiment de gêne.

Il n'y avait jamais de toux ; la respiration, libre, facile même pendant la marche, ne faisait rien soupçonner du côté des poumons. En effet, la percussion donnait partout un son clair ; mais l'auscultation faisait entendre, dans toute l'étendue des deux poumons, au lieu des deux bruits successifs d'inspiration et d'expiration, un souffle continu semblable au bourdonnement que l'on entend quand on applique sur l'oreille un corps creux, une coquille par exemple.

Le pouls était régulier ; il donnait 60 pulsations par minute.

M. de C.... se plaça sous les appareils médio-pneumatiques de M. Tabarié, le 18 mai 1840, pour la première fois ; et à cause de sa susceptibilité nerveuse, la pression ne fut portée qu'à 26 centimètres au-dessus de la pression atmosphérique. Nul effet appréciable ne se manifesta pendant le bain.

Un peu plus de clarté dans la voix, une légère diminution dans la rougeur de l'arrière-gorge, succédèrent au second bain. Après le troisième, le pouls, observé le lendemain au lever du malade, n'avait plus que 57 pulsations par minute ; pendant le quatrième, la pression fut portée à 30 centimètres, et, sous cette influence, M. de C... éprouva un calme, un bien-être qu'il n'avait pas encore ressenti ; il se croyait débarrassé du malaise habituel que sa gorge lui causait. Le lendemain au matin, la rougeur de cette partie semblait tout à fait dissipée sur tout le voile du palais ; il n'en restait de traces que sur la luette et les amygdales. La voix était meilleure,

plus ferme, plus égale ; elle reprenait son timbre naturel,
et le malade lui-même reconnaissait une grande amélioration dans l'état de la gorge, qu'il trouvait bien dégagée
de toute gêne.

Après la cinquième séance, où la pression avait été
portée à trente-cinq centimètres, la voix avait presque
entièrement retrouvé sa force et son timbre naturels ;
déjà elle supportait une conversation un peu prolongée.
La respiration elle-même était modifiée ; l'inspiration
et l'expiration étaient devenues on ne peut mieux dis-
tinctes l'une de l'autre, mais cette fonction paraissait
encore manquer de force, d'énergie. Le pouls restait à
57 pulsations ; l'appétit augmentait, les nuits étaient plus
calmes.

Dès le huitième bain, la voix avait retrouvé toute
la force et la clarté qu'elle avait jamais eues ; elle se soutenait malgré de longues conversations ; les amygdales
n'étaient plus engorgées; la luette, revenue à son état
naturel, était relevée, elle ne reposait plus sur la base
de la langue, et l'isthme du gosier avait retrouvé sa
largeur ordinaire.

Trois séances nouvelles ne servirent qu'à consolider
cette guérison, qu'on ne pouvait guère, dès le principe,
se flatter d'obtenir sitôt. Le mal qu'il fallait déraciner
comptait plusieurs années d'existence ; les causes qui
l'avaient provoqué avaient agi longuement, avec énergie;
elles avaient été secondées par une prédisposition naturelle, aussi était-il résulté de toutes ces influences,

une débilitation profonde de toutes les parties de l'arrière-gorge. Le relâchement et l'engorgement passif, qui en étaient sans doute la conséquence directe, disparurent pourtant bien vite, et aussi complètement que possible, sous l'action tonique de l'air comprimé; et si les modifications que je n'ai fait qu'indiquer dans la manière dont s'accomplissaient les deux temps de la respiration, avaient été plus complètes, cette guérison aurait eu une bien plus grande valeur. Quoique améliorée, la respiration n'offrait pas encore, dans les bruits d'inspiration et d'expiration, toute la distinction désirable ; en outre, elle paraissait manquer de force, de puissance, d'activité. On pensa que les eaux sulfureuses de Vernet, par l'inspiration de leurs émanations soufrées, rendraient aux poumons l'énergie qui leur manquait. Mais, si l'expérience que j'acquis plus tard, m'avait déjà montré la véritable valeur de la continuité du souffle respiratoire ; ici, comme cela m'est arrivé plus tard dans tant d'autres exemples, l'air comprimé employé plus longtemps aurait suffi pour rétablir l'action pulmonaire telle qu'elle doit s'accomplir; il aurait pu lui rendre une énergie qu'elle avait sans doute perdue sous l'action des causes que j'ai rappelées.

Vᵉ OBSERVATION.

*Irritation chronique de l'arrière-gorge ; enrouement habituel;
perte partielle de la voix.*

Une jeune personne , âgée de 21 ans, d'un tempérament bilieux , d'une bonne constitution , avait à diverses époques éprouvé de légères atteintes d'affection cutanée du genre des *impetigo*. Douée d'une belle voix, qu'elle exerçait beaucoup, elle dut cesser de chanter, par suite d'une irritation de gosier à laquelle des efforts de voix trop soutenus avaient, sans doute, contribué. Tous les moyens employés contre cet état n'avaient jamais eu que des effets palliatifs, et dans l'une des exaspérations répétées qu'avait offertes ce mal à la gorge, on aperçut sur l'amygdale gauche deux petites granulations jaunâtres, ayant chacune la grosseur d'un gros grain de millet et se touchant sans se confondre. Aux remèdes qu'on avait employés jusqu'alors, on joignit pendant plusieurs saisons l'usage des Eaux-Bonnes. Là, M. le docteur Daralde soumit les petites tumeurs à l'action du nitrate d'argent; mais tout fut à peu près inutile : l'irritation de la gorge et les tumeurs, passagèrement amoindries, reprirent bientôt leur même intensité.

Dans les premiers jours de décembre 1853, une recrudescence fut la conséquence d'un léger refroidissement. La rougeur de l'arrière-gorge s'augmenta; les parties qui la composent se couvrirent de petits vaisseaux fortement injectés; elles devinrent le siége d'un sentiment pénible de gêne; la luette engorgée augmenta beaucoup de volume et s'allongea de manière à reposer, par son extrémité libre, sur la base de la langue. La voix s'affaiblit au point qu'elle ne soutenait plus la lecture pendant quelques minutes. La moindre conversation amenait un enrouement passager; alors la voix se cassait, passait, presque dans le même mot, de l'aigu au grave, ou s'éteignait d'une manière absolue pour un ou deux mots seulement. Du reste, pas de toux, point de douleur habituelle au larynx, pas de fièvre.

Un premier bain d'air comprimé fut pris le 5 décembre. *Sous la pression la plus élevée que l'on atteignit pendant la durée, la lecture à haute voix put être soutenue sans fatigue pendant une demi-heure.* La rougeur des parties malades diminua sensiblement dès le second bain ; et déjà, dès le quatrième, une conversation assez soutenue, *hors de l'appareil,* n'amenait plus dans la voix les altérations passagères que j'ai signalées.

La cinquième séance fut marquée par des bâillements fréquents, et par une sensation de froid assez forte, qui se soutint longtemps malgré qu'on envoyât sous l'appareil un air réchauffé. En même temps, la malade éprouvait beaucoup de calme, et surtout sa respiration s'accomplissait avec une liberté plus grande que jamais.

Le neuvième bain avait presque dissipé la rougeur congestive de l'arrière-gorge, et la voix avait déjà pris assez de force pour que, sans fatigue, sans enrouement consécutif, la malade pût, pendant toute une après-midi, prendre part à des conversations animées, au milieu d'une réunion consacrée à des œuvres de charité.

Après le vingt-quatrième bain, la luette avait tout à fait repris son volume et sa forme ordinaires, à peine restait-il encore un peu de rougeur sur les piliers du voile du palais. Quelques journées où le froid descendit à — 8° cent., n'eurent aucune influence fâcheuse sur le gosier, tandis qu'autrefois une température moins basse suffisait pour augmenter la congestion, affaiblir la voix et l'enrouer; aussi la malade assurait-elle qu'elle avait la conscience que son gosier était plus fort, qu'il résistait davantage aux causes qui, naguère encore, l'impressionnaient si facilement et si vite. Les petites granulations avaient diminué de volume; elles étaient plus espacées entre elles. Le trentième bain avait de plus en plus consolidé tous ces bons résultats.

Après quelques semaines de repos, pendant lesquelles tout le bien obtenu s'était soutenu sans altération, on eut encore recours à un certain nombre de bains. Leur résultat fortifia de plus en plus celui qu'on avait déjà obtenu, et réduisit les deux petites granulations au point que les deux réunies eussent à peine égalé une tête d'épingle; elles ne faisaient plus de saillie à la surface de la membrane muqueuse. Depuis lors, la voix a conservé la force qu'elle avait acquise; quelques essais de chant ont pu faire croire qu'il ne serait plus une cause de fatigue; mais il paru prudent d'attendre encore, avant de s'y livrer, qu'un temps plus long eût rendu la guérison plus assurée. Du reste, elle ne s'est pas un instant démentie, et j'ai pu me convaincre, il y a peu de jours, que les deux petites granulations situées sur l'amygdale gauche, avaient totalement disparu. Aucun autre moyen de traitement n'avait encore amené ce résultat.

Dès la première séance, on n'a pas manqué de le remarquer, sous l'appareil la voix avait déjà repris de la force, quoique l'état local fût, sans doute, bien peu modifié, ou, du moins, quoiqu'il ne le fût pas encore de manière à ce que les changements qu'il pouvait avoir éprouvés, eussent un caractère durable. Or, il peut paraître étonnant que dans toutes les observations que j'ai rapportées, il y ait eu, comme dans celle-ci, dès les premiers bains et seulement pendant leur durée, pendant le séjour dans l'appareil, dans la formation de la voix, une amélioration qui semblait en indiquer une pareille dans l'état des organes vocaux. Je crois qu'on ne saurait mettre en doute qu'une forte pression exercée sur des organes congestionnés ne puisse les dégager, même dès le principe, au moins momentanément. Cela seul peut suffire pour les mettre en état d'accomplir leurs fonctions, quelles qu'elles soient, d'une manière plus exacte. Mais, indépendamment de cette cause, ne serait-il pas possible que, dans les faits que nous étudions, une autre influence intervînt? La manière dont un air plus dense peut concourir lui-même, par sa plus grande élasticité, par l'augmentation de sa propriété conductrice, à la formation et à la transmission du son, ne serait-elle pas aussi pour quelque chose dans le phénomène? Je ne fais cette observation que pour empêcher qu'en se guidant sur une amélioration de l'état de la voix sous les appareils médico-pneumatiques, on ne soit trop porté, dans certains cas d'aphonie, à compter sur l'utilité du bain d'air comprimé, et exposé à des mécomptes. Dans la première année où je me livrai à l'étude de cet agent thérapeutique, un homme de 40 ans environ, et dont l'arrière-gorge avait été le siége de maladies assez graves pour détruire entièrement la luette, et pour porter probablement quelque atteinte non moins fâcheuse vers le larynx et les fosses nasales postérieures, avait aussi perdu la voix. Elle n'était plus chez lui, si je puis m'exprimer ainsi, qu'un souffle que de grands efforts parvenaient à moduler ; l'aphonie était complète. On voulut essayer des effets de l'air comprimé : en vain j'assurai qu'ils seraient nuls ; la certitude qu'ils ne pouvaient faire aucun mal, rendait les instances plus vives ; une guérison eût été si heureuse ! Je dus céder. Sous l'appareil, pendant que la pression se maintenait à un degré élevé, la voix gagnait sensiblement, elle prenait un peu plus de corps, et le sujet de cette observation éprouvait surtout moins de peine, moins de difficulté à l'émission de ces sons incomplets. Une lueur d'espoir semblait s'attacher à cette modification presque inappréciable, mais il suffit de bien peu de séances pour montrer son peu de réalité, et les bains d'air furent abandonnés.

Les faits que je viens de passer en revue, ont chacun leur importance dans l'histoire des applications thérapeutiques de l'air comprimé ; mais il ressort de leur ensemble une démonstration bien établie de l'incontestable valeur de cet agent, quand il s'agit de mettre un terme à des affections catarrhales, à des mouvemetns fluxionnaires dont certains organes sont affectés, et de régulariser ainsi les fonctions que ces états morbides altèrent. Des fluxions aiguës, des états congestifs chroniques et souvent fort anciens, ont disparu sous la même action ; cependant, les uns se présentaient avec un caractère si évident de fluxions actives, qu'on les eût volontiers considérés comme un état

inflammatoire; les autres, au contraire, par le peu d'intensité de la coloration des tissus, par l'absence de douleur,
de chaleur, et surtout par l'aspect flasque et mou des parties, ne laissaient aucun doute sur la réalité de leur caractère passif. Pourquoi, dans des circonstances si opposées, le
même agent, employé de la même manière, a-t-il eu des
succès égaux? Une réflexion bien simple peut répondre
à cette question. Ce n'est point le caractère aigu ou
chronique d'un mouvement fluxionnaire, qu'il faut ici
prendre en considération; il s'agit de la congestion, et
tout porte à croire que l'action physique de l'air comprimé
la dissipe, surtout par l'activité et la régularité qu'elle imprime à la circulation capillaire, par la lenteur qu'elle
donne à la circulation artérielle. Rendre à la circulation
générale les liquides qui en sont momentanément sous-
traits, empêcher que par leur afflux trop rapide, d'autres
de même nature ne viennent les remplacer, là se trouve
tout le problème: et ce sont les conditions que le bain d'air
comprimé réalise. En poussant plus loin les objections,
si l'on s'étonnait que des tissus affranchis d'un mouvement
fluxionnaire et laissés dans des états bien différents suivant
le caractère aigu ou chronique de ces fluxions, aient pu
retirer la même influence favorable d'un seul et même
agent; je croirais pouvoir répondre encore que, dans son
action tonique, l'air comprimé n'a rien d'excitant; qu'il
s'accommode d'autant mieux à la sensibilité des tissus,
qu'il n'a rien pour eux d'insolite, et ne leur offre qu'un
stimulus auquel ils sont accoutumés. Enfin, je terminerai en citant les cas où, soumettant à l'air comprimé

des sujets atteints de diverses affections de poitrine, je les ai vus se placer sous l'appareil, s'exposer à une pression de trente centimètres au-dessus de celle de l'atmosphère, malgré l'existence d'une ophthalmie aiguë quelquefois assez vive, n'éprouver aucune douleur, quoique la vive sensibilité naturelle à la conjonctive fût augmentée par l'inflammation, et se trouver, après deux ou trois séances, tout à fait guéris de cette complication accidentelle.

Quelle que soit la valeur des raisons que j'ai cru pouvoir donner ici pour expliquer les succès de l'air comprimé dans les cas variés que j'ai rapportés, on peut au moins conclure de ceux-ci, que l'aphonie qui se rattache à l'état fluxionnaire aigu ou chronique des voies aériennes, cède généralement à l'emploi du bain d'air comprimé, qui trouve dans l'état congestif une source réelle d'indication.

Ces conclusions doivent-elles faire rejeter d'une manière absolue ce mode de traitement, pour toute aphonie qui ne découlerait pas d'une cause semblable, et nous conduire d'ores et déjà à penser, par exemple, que l'air comprimé ne saurait être utile dans les aphonies purement nerveuses? Si le précepte général formulé par M. Tabarié au sujet de l'élément nerveux, si l'expérience acquise, laissent encore quelque chose à désirer, et si nous devons attendre du temps des notions plus précises, que les faits seuls pourront fournir, le seul exemple de cette nature que je possède encore, et que je vais rapporter, montrera du moins que le caractère purement nerveux de l'aphonie, peut quelquefois être une contre-indication du moyen qui nous occupe.

VIe OBSERVATION.

Aphonie.

Monsieur M...., âgé de 40 ans, d'un tempérament éminemment nerveux, avocat distingué et membre de la chambre des députés, n'avait jamais, malgré l'apparente faiblesse de sa constitution, ressenti la moindre fatigue de poitrine à la suite des longs plaidoyers ou des discours qu'il avait été appelé à prononcer. Cependant, depuis quatre ou cinq années, chaque hiver amenait une petite toux sèche, sans longues quintes, sans douleurs dans la poitrine. La voix n'en était pas influencée, et pouvait sans peine supporter encore une très-longue plaidoirie. En 1839, M. M...., avant de se rendre à la Chambre, eut de grandes fatigues à supporter, et en arrivant à Paris, il fut pris de toux et d'une extinction de voix accompagnées de quelques symptômes fébriles. Au bout de quelques jours l'aphonie restait seule, et M. M...., décidé par les encouragements d'Arago, vint à Montpellier pour faire usage des bains d'air comprimé.

L'intensité de la voix était alors très-variable, mais on s'apercevait des efforts constants que son émission nécessitait; son timbre, grave et fêlé, s'éclaircissait par moments, mais elle était souvent presque totalement éteinte.

La toux n'existait plus; l'arrière-gorge n'offrait aucune

rougeur ; le larynx, sans altération apparente dans les formes, dans la souplesse de ses cartilages, n'était nullement sensible à la pression et n'avait jamais été le siège d'aucune douleur.

La percussion et l'auscultation constataient un état normal dans toute la poitrine.

Il n'existait point de fièvre, et toutes les fonctions s'exécutaient fort régulièrement.

Un premier bain d'air comprimé fut donné, le 22 avril 1840, et le seul effet dont rendit compte M. M...., fut la variété qu'avait offerte son pouls, qui, fixé à 72 pulsations par minute, au début de la séance, était tantôt au-dessus, tantôt plus bas, et se trouvait à la fin à 64 seulement.

Le troisième bain sembla produire une amélioration. La nuit qui le suivit fut plus calme, et le lendemain le malade put lire quelques lignes à haute voix ; cet effet disparut aussitôt. Il devint plus marqué après le septième bain : la voix alors était plus claire, plus facile à émettre et surtout plus soutenue, plus égale dans son timbre et dans sa force. Des alternatives de bien et de mal survinrent dans ce léger amendement, jusqu'à la quatorzième séance. Dès ce moment, il ne tendit qu'à s'effacer ; et, malgré la persévérance que le malade mit encore à faire usage de l'air comprimé, on dut renoncer à le voir produire une guérison, qu'heureusement d'autres moyens amenèrent plus tard.

Dans l'espoir d'obtenir des effets plus assurés, on avait porté la pression à 40 centimètres au-dessus de celle

de l'atmosphère. Il fallut, pour les dernières séances,
s'arrêter à 30 centimètres ; une pression plus forte causait une tendance si prononcée au refroidissement , que
M. M...... craignit de voir se renouveler par ce seul
effet, une gastralgie dont il avait souffert pendant
longtemps, et qu'il avait due aussi à l'action d'une température basse.

Dans cette observation , les dispositions nerveuses du
malade, les causes qui avaient agi sur lui , l'absence de
tout symptôme d'irritation , et surtout d'inflammation
dans toute l'étendue des voies respiratoires ; l'existence
antérieure de maladies nerveuses , les effets variables de
l'air comprimé sur le pouls pendant la durée d'une
même séance , ses effets si peu durables sur l'aphonie ,
permettent bien d'admettre, pour cette maladie, l'existence d'un caractère nerveux .Est-ce lui qui s'est opposé
à la guérison, comme tout ce qui s'est passé porte à le
croire ? M. Tabarié avait déjà constaté que les maladies
nerveuses se montraient rebelles à l'air comprimé : je
citerai même , en m'occupant des maladies des poumons,
des exemples d'insuccès que cette cause seule paraît
expliquer ; cependant , dans cette classe de maladies n'y
aurait-il pas encore à faire d'importantes distinctions ?
J'ai vu une névralgie faciale légère, guérie par le moyen
du bain d'air comprimé, chez une dame qui, atteinte de
cette affection, ne se plaçait sous l'appareil de M. Tabarié que pour y accompagner sa fille. Appuyé de cet
exemple, j'ai soumis avec un égal succès à la même

médication, un cas rebelle et très-ancien de cette même
maladie. Dans ces deux cas , une menstruation arrivée
à son terme n'était pas étrangère au développement de
ces états nerveux , en favorisant la production d'une
congestion sanguine sur les nerfs affectés. Cet état d'hy-
pérémie d'un nerf ou de son enveloppe pourrait-il ,
d'après cela , s'il altère son influence , faire ranger les
affections nerveuses qui en dépendent , au nombre des
maladies que l'air comprimé peut guérir ?

VIIᵉ OBSERVATION.

Catarrhe pulmonaire grave.

Un jeune enfant de dix ans , d'un tempérament lymphatique , avait eu dans son enfance de nombreuses et
graves éruptions d'*impetigo larvalis ,* qui quelquefois
s'étendaient à toute la surface du corps. Adonné de très-
bonne heure à l'onanisme, il était habituellement doué
d'un grand appétit et , malgré de bonnes digestions ,
réduit à un état de maigreur extrême. Ces circonstances
avaient, sans doute, contribué à donner beaucoup de
gravité à quelques atteintes de bronchite ; et dans un
moment où , sous l'influence constante de ses mauvaises habitudes, cet enfant s'amoindrissait chaque jour ,
où il prenait de plus en plus un aspect rachitique , où
son teint pâle et verdâtre, ses yeux caves et cernés , ses
sclérotiques d'un blanc bleuâtre, sa voix rauque et cassée, semblaient présager une marche rapide vers un état
bien fâcheux , un nouveau catarrhe pulmonaire se ma-

nifesta. Son invasion fut brusque; une fièvre intense accompagnait une oppression si violente, que le jeune malade semblait à chaque instant près de périr suffoqué. Une inspiration pénible, sifflante, indiquant les plus grands efforts de tous les muscles inspirateurs, était suivie d'une expiration brève et sans sifflement. La percussion constatait partout une sonorité à peu près normale; l'auscultation faisait entendre du râle sibilant dans toute l'étendue des deux côtés de la poitrine; les deux bruits respiratoires étaient fort inégaux; l'expiration se montrant plus brève et plus faible. Nulle part on n'entendait de pectoriloquie; une toux fréquente et très-fatigante amenait une abondante expectoration de crachats muqueux.

La cage osseuse de la poitrine offrait une difformité manifeste; dans leur extrémité sternale les côtes gauches, depuis la seconde jusqu'à la neuvième, avaient subi une dépression qui formait sur le côté du sternum, une gouttière très-marquée; en arrière et à droite leur convexité se trouvait exagérée, et la colonne vertébrale, sans altération dans ses courbures antérieures et postérieures, offrait, à l'endroit des premières vertèbres dorsales, une incurvation latérale dont la concavité était à gauche; l'inverse s'observait dans les dernières vertèbres dorsales. Les voies digestives étaient en bon état.

La plus grande violence de ces crises était ordinairement de peu de durée; celle-ci avait déjà diminué sous l'influence des premiers moyens que l'on avait mis en usage, et le râle sibilant avait sensiblement disparu, quand on eut recours au bain d'air comprimé.

Les effets de cette médication se firent promptement sentir. Dès le quatrième bain, la toux, l'expectoration étaient presque nulles ; le râle sibilant, qui avait d'abord pris un son plus grave, avait cessé ; les bruits respiratoires avaient pris, à gauche, plus de force, plus d'étendue et plus d'égalité entre eux ; la respiration était par conséquent plus libre et plus facile ; le teint du malade était sensiblement moins pâle. Après le douzième bain, la toux avait à peu près disparu ; elle ne se montrait qu'à de longs intervalles, c'était l'état ordinaire depuis longtemps ; l'expectoration était nulle ; la respiration était devenue de plus en plus forte et facile ; le visage offrait un air de santé bien meilleur que celui qui précédait cette crise ; les forces générales étaient très-sensiblement améliorées, et malheureusement les bains d'air comprimé furent suspendus.

Il n'était guère possible d'attendre d'un aussi petit nombre de bains que celui qu'on avait mis en usage, une modification considérable dans toute l'économie et surtout dans le système osseux. Je ne doute pas cependant que, sous l'influence d'une action plus régulièrement vivifiante, d'une nutrition améliorée par les résultats d'une respiration devenue meilleure, il n'eût fini par se produire une rénovation organique, une augmentation des forces radicales. Or, à cet âge surtout, il est facile de comprendre qu'un changement semblable dans le résultat des fonctions nutritives, puisse modifier heureusement les altérations survenues dans les formes de quel-

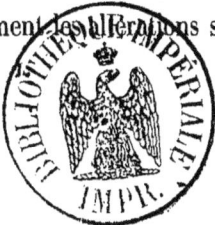

7

ques portions du système osseux, aussi nécessairement
que ces formes mêmes sont altérées, par suite d'une nutrition insuffisante ou de mauvaise nature. Quant aux
symptômes de catarrhe pulmonaire, dont l'intensité s'aggravait de la débilitation générale du sujet, des rechutes
fréquentes qui avaient eu lieu, et des dispositions si fâcheuses qu'introduit ordinairement l'onanisme, comment
eût-il été possible d'en triompher plus vite? Dès le quatrième bain, ils étaient presque entièrement dissipés et la
continuation du traitement fut surtout prolongée dans le
but d'une amélioration générale. Au reste, cette épreuve
ne fut pas la dernière que ce jeune enfant eut à subir.
Ses mauvaises habitudes se soutinrent jusqu'au moment
où son âge plus avancé lui donna plus de raison; et s'il
a échappé aux menaces sérieuses de phthisie pulmonaire,
qu'à plusieurs époques de sa jeunesse nous avons eu
à redouter pour lui, je reste bien convaincu qu'il le doit
à l'usage du bain d'air comprimé, plusieurs fois repris
dans l'espace de quelques années, et chaque fois mani-
festant ses résultats avec la même énergie, avec les mêmes avantages, tant sur les symptômes que sur l'état
général du malade.

L'observation suivante, montrera encore d'une manière bien évidente, toute l'heureuse influence que le
bain d'air comprimé peut exercer sur les forces radicales,
en donnant à la respiration elle-même une nouvelle
activité.

VIIIe OBSERVATION.

Bronchite chronique.

Madame L..... âgée de 30 ans, d'un tempérament
nerveux, d'une grande maigreur, mais régulièrement
menstruée, était issue d'une famille où la goutte était
héréditaire et en avait elle-même déjà souffert une légère
atteinte. Chez elle aussi, depuis quelques années, un picotement douloureux se faisait sentir avec une intensité
variable dans la trachée-artère; il s'accompagnait d'une
toux sèche, peu prolongée, rarement suivie d'une expectoration muqueuse. Souvent, de la trachée, cette douleur se propageait dans la poitrine, dont elle occupait la
partie antérieure et moyenne, causant alors un sentiment
de gêne, d'obstacle à la respiration. Les efforts de la
malade pour respirer largement, ne pouvaient jamais satisfaire aux besoins qu'elle éprouvait d'une plus grande
inspiration. Que la douleur existât ou non, une marche
un peu prolongée, pressée ou ascendante, la moindre
conversation soutenue, le décubitus horizontal sur le dos,
causaient sur-le-champ une oppression qui se prolongeait longtemps, éteignait la voix et imposait ainsi à la
malade l'obligation des plus grands et des plus constants ménagements.

La poitrine était sonore à la percussion, dans toute
son étendue. A gauche, on percevait par l'auscultation,
un bruit d'inspiration très-faible suivi d'un bruit d'in-

spiration plus faible encore et comme saccadé. Dans le
poumon droit, le souffle respiratoire était encore plus
affaibli et ce n'était que sous l'extrémité humérale de la
clavicule qu'on parvenait, avec la plus grande attention,
à entendre un faible bruit d'expiration. Partout, du reste,
absence complète de râle et de pectoriloquie. Le pouls,
petit et régulier, était habituellement de 96 à 100 pulsations par minute. Les organes digestifs étaient en bon
état ; mais, soit défaut d'appétit, soit-habitude, la malade s'etait soumise à un régime très-peu nourrissant ;
aussi, je l'ai déjà dit, était-elle fort amaigrie.

Le 23 février 1843, Madame L.... se plaça pour la
première fois, sous l'appareil médico-pneumatique de
M. Tabarié, où la pression ne fut élevée qu'à 25 centimètres au-dessus de celle de l'atmosphère. Madame L.... ne
tarda pas à ressentir une grande liberté dans sa respiration ; elle eut des bâillements fréquents et faciles, éprouva
beaucoup de calme et de bien-être, sans variation sensible
de la température du corps, et le pouls, qui dès le commencement de la séance était à 96 pulsations par minute,
n'était plus après la séance qu'à 84. Dès la troisième
séance, le bien-être qu'elle avait produit se prolongeait
longtemps après ; mais le soir, la fatigue et les douleurs
de poitrine reparaissaient, quoique la toux fût beaucoup
plus rare. Après la sixième, pendant laquelle la malade
avait ressenti une grande liberté pour respirer, le pouls
n'était plus qu'à 74 pulsations par minute ; il offrait
beaucoup de calme, de régularité, et plus d'ampleur
qu'auparavant. Toute douleur avait cessé dans la trachée

et dans la poitrine; la conversation était mieux supportée, la toux très-rare.

A la dixième séance, les forces générales s'étaient déjà bien relevées; l'appétit avait augmenté, une profonde inspiration s'accomplissait aisément et sans réveiller la toux, qui ne reparaissait plus; la conversation était de plus en plus facile; le pouls souple, libre, développé, était encore à 75 pulsations par minute, et la malade avait le sentiment du retour de sa meilleure santé. Les séances furent encore prolongées jusqu'à quatorze; alors toutes les améliorations que j'ai signalées avaient acquis plus de consistance, elles étaient devenues un état définitif. La respiration résistait aux fatigues de la marche et d'une conversation prolongée, les inspirations les plus longues étaient faciles. La percussion donnait une sonorité normale; l'auscultation constatait des deux côtés de la poitrine, des bruits d'inspiration et d'expiration partout faciles à entendre et dans des rapports convenables entre eux. Le pouls avait aussi acquis de l'énergie, il ne battait que 65 fois par minute, et le retour des forces générales confirmait le rétablissement d'une bonne santé.

Dans des observations semblables à celle que je viens de rapporter, tandis que nul obstacle ne s'oppose à l'entrée de l'air dans les poumons, tandis que dans aucun point de leur étendue, rien n'obstrue les vésicules où se passe l'action que l'air exerce sur le sang, comment se fait-il que la respiration s'altère, s'affaiblisse au point d'être, probablement à son tour, la cause d'une si grande diminution dans les forces générales? Serait-ce que la membrane muqueuse des bronches jouerait dans le grand acte de la respiration, un tout autre rôle que celui d'une cloison membraneuse traversée par un simple phénomène d'endosmose, et qu'une fois modifiée dans sa texture et sa vitalité par une fluxion catarrhale, elle cesserait en partie ses importantes fonctions, et ne donrait plus lieu qu'à une hématose insuffisante?

Quoi qu'il en soit, cet exemple a montré qu'avec plus de facilité que n'aurait pu le faire tout autre agent thérapeutique, le bain d'air comprimé avait tout de suite relevé l'action pulmonaire. Opposant à une tonicité affaiblie, l'action accoutumée du stimulant direct que le poumon supporte le mieux, il avait rendu cet agent d'autant plus efficace qu'il le multipliait, tout en le présentant sous le même volume; aussi, dès la première séance et pendant sa durée, le sentiment d'une grande aisance dans la respiration, témoignait-il déjà de l'existence d'une hématose plus complète. Celle-ci, à son tour, n'avait pas tardé à manifester son action sur toute l'économie. Sous son influence, les forces générales s'étaient relevées; et, sans aucune interruption dans sa marche rapide, un rétablissement complet avait été l'ouvrage de quelques jours. Il avait été du reste si réel et si solidement établi, que, revenue bientôt après en Écosse, dont elle avait été obligée de fuir le climat rigoureux, Madame L..... y conserva sa bonne santé, et y devint mère de plusieurs enfants.

Des faits semblables sont, sans doute, bien propres

à démontrer l'heureuse influence que l'air comprimé peut exercer sur toute l'économie, par le rétablissement d'une respiration régulière. Mais, quand nul obstacle ne s'oppose à la libre arrivée d'un air plus riche dans toutes les parties du poumon, comment se fait-il que cette excitation bienfaisante, qui n'a d'abord d'autre effet que d'imprimer aux fonctions une activité favorable, ne devienne pas excessive sous l'action de bains répétés ; et, par un phénomène inverse de ce qui se passe dans l'état de maladie quand la respiration est languissante , ne cause pas une sur-excitation nuisible ? Le ralentissement de la respiration le dit assez ; comme je l'ai indiqué dans les considérations générales , une respiration plus riche amène une respiration plus rare, et cela suffit pour arrêter l'hématose dans le degré d'activité que comporte l'état normal. Alors, cet effet, ce résultat d'une meilleure respiration, qui se bornait d'abord à la durée du bain, se prolonge bientôt au-delà , et, sans excitation trop forte , détermine l'augmentation des forces générales. Elles se multiplient, s'accroissent, tous les systèmes d'organes en profitent, et le bien qu'ils en éprouvent , la régularité qui en résulte pour leurs fonctions, ne sont plus une modification passagère : ils ont pris un caractère définitif.

C'est alors aussi qu'on a vu survenir, avec l'augmentation des forces, le ralentissement du pouls. Quand la respiration , ne s'exécutant que dans un champ très-rétréci, rendait la malade débile, il était faible, petit et s'élevait jusqu'à 100 pulsations par minute; il avait pris au contraire de la force et de l'ampleur, et surtout une lenteur remarquable, quand une hématose accomplie par une large respiration, s'était montrée plus en rapport avec les besoins de la vie. Ce résultat, au reste, n'a rien qui doive nous surprendre; et parce qu'on l'obtient par un moyen nouveau, faut-il le distraire de ceux qu'une expérience journalière place sous nos yeux? La faiblesse qui accompagne la convalescence d'une maladie grave, n'entraîne-t-elle pas souvent dans le pouls une fréquence qu'on est parfois tenté de regarder comme fébrile? Qu'une alimentation plus riche intervienne alors et relève les forces, le pouls perd aussitôt de sa vitesse et toute idée de fièvre disparaît sous l'influence d'une assimilation plus active. Entre ce qui se passe dans ce fait et ce que produit l'air comprimé, il existe évidemment la plus grande analogie, et quand les deux moyens qui donnent naissance au même phénomène appartiennent, bien que différents l'un de l'autre, aux éléments les plus indispensables d'une bonne nutrition, faudra-t-il repousser l'un des deux, parce qu'il se présente doué d'une intensité d'action plus grande, parce qu'il peut faire tomber le rhythme du pouls au-dessous de son état naturel?

IXe OBSERVATION.

Catarrhe pulmonaire.

Monsieur St-H. R.... âgé de 48 ans, d'un tempérament sanguin, d'une bonne santé habituelle, éprouva,

dans le courant de l'hiver de l'année 1854, une bronchite aiguë très-grave. Le malade ne voulut pas interrompre ses occupations, rester dans son appartement ;
il sortit par des températures très-rudes, et ce fut ainsi
qu'un manque absolu de précautions suffit pour empêcher
les bons effets du traitement sagement conseillé par M. le
Dr Catala, de Cette. Après deux mois de maladie,
M. R..... vint à Montpellier ; il était alors pâle, très-
amaigri, et ses forces avaient beaucoup diminué.

De longues et fréquentes quintes de toux, amenant,
avec beaucoup de fatigue, une abondante expectoration
de matière mucoso-purulente, d'un jaune verdâtre, se-
couaient d'une manière douloureuse la région épigastrique et tous les points correspondant aux attaches du
diaphragme ; elles réveillaient une douleur vive sous le
sternum. Une autre plus sourde, plus ancienne et permanente, avait son siége à la partie latérale et inférieure
gauche de la poitrine.

La respiration, courte et fréquente, causait de la chaleur sous le sternum ; une inspiration profonde était impossible, et dès que pour l'accomplir le malade s'efforçait
de dépasser les limites d'une inspiration ordinaire, les
quintes de toux étaient réveillées pour longtemps.

La percussion donnait un résultat normal dans toute
la partie antérieure du thorax. En arrière, dans le tiers
inférieur de ses deux cavités, on trouvait moins de sonorité, et dans le tiers inférieur de la partie latérale gauche,
le son était à peu près mat.

L'auscultation recueillait dans toute la région antérieure de la poitrine, des deux côtés, et dans les deux tiers supérieurs seulement en arrière, un bruit vésiculaire indiquant une respiration rapide, courte, fréquente. Dans le tiers inférieur et postérieur droit, il était faible, difficile à distinguer et masqué par un peu de râle sous-crépitant; à gauche, dans le tiers inférieur, postérieur et latéral, on n'entendait plus que du râle sous-crépitant à grosses bulles; c'était presque du râle muqueux.

Les battements du cœur étaient dans l'état naturel; le pouls était régulier, mou, peu développé; il donnait 72 pulsations par minute.

Le décubitus était difficile à droite et surtout à gauche, dans une position horizontale; le malade n'avait de repos que couché en supination et relevé par un grand carré.

La langue était sale, un peu rouge et tendait à se sécher; cependant, les digestions étaient assez bonnes, mais nullement réparatrices. Le malade éprouvait beaucoup d'angoisses générales, de la céphalalgie, des sueurs nocturnes; ses nuits étaient mauvaises, agitées par des rêves pénibles.

Quatre ou cinq jours consacrés à du repos, à l'usage de quelques moyens émollients, de quelques béchiques, de calmants, diminuèrent un peu l'irritation et la fièvre, et le 3 avril 1854, M. R.... prit un premier bain d'air comprimé, dans lequel il ne ressentit qu'un peu plus de liberté dans sa respiration.

Ce sentiment durait encore le lendemain, après une nuit moins fatigante que les précédentes, et le râle sous-crépitant, à peu près éteint dans la partie postérieure

et inférieure du poumon droit, y laissait le bruit vésiculaire très-distinct. Le pouls, souple et régulier, était
à 60 pulsations.

Dans le second bain un grand calme accompagna une
plus grande liberté de la respiration. La nuit suivante
fut meilleure que jamais, exempte de rêves; avant le
lever du malade le pouls, calme et régulier, n'était qu'à
54 pulsations par minute; la toux était très-rare; l'expectoration, réduite de beaucoup, ne contenait que très-
peu de matière jaunâtre; il n'y avait plus de chaleur
dans la poitrine. La voix avait acquis de la force, elle
reprenait son caractère habituel à l'état de santé, et le
malade se félicitait d'avoir retrouvé une respiration libre,
aisée, étendue. Le bruit vésiculaire avait repris son intensité naturelle dans toute l'étendue des poumons, si ce
n'est dans la région latérale et inférieure du poumon
gauche où, sur une étendue de la grandeur de la paume
de la main, on n'entendait encore qu'un fort râle sous-
crépitant; l'appétit s'augmentait, ainsi que les forces.

Après la sixième séance, le râle sous-crépitant avait
disparu du point où il existait encore, mais là le bruit
vésiculaire restait faible et difficile à percevoir; partout
ailleurs les deux temps de la respiration avaient repris leur
intensité et leurs rapports naturels. La voix soutenait, sans
en être altérée, des conversations longues et animées; la
toux était réduite à des secousses rares et sans quintes, et
l'expectoration, toujours un peu muqueuse, était presque
nulle. Les forces revenaient, la marche n'oppressait plus,
le décubitus était possible en tout sens, les nuits se

passaient totalement exemptes d'agitation, de rêves pénibles et de sueurs. Depuis les premiers bains, toute fièvre avait cessé; le pouls, plus résistant, bien régulier, ne donnait, le matin avant le lever du malade, que 54 pulsations par minute. Il descendit même jusqu'à 51, après quelques-unes des dernières séances que M. R.... prit encore, pour bien consolider une guérison qui, dès le sixième bain, ne laissait plus de doute sur sa réalité, tout symptôme sensible ayant disparu.

Les séances furent poussées jusqu'au nombre de quatorze, et pendant tout le temps que dura l'emploi de l'air comprimé, l'effet ressenti par la circulation présenta, d'une manière bien marquée, une particularité que j'ai signalée dans la première partie de ce travail. Chaque jour, en arrivant à l'appareil, le pouls du malade, accéléré par la marche, atteignait ordinairement 70 pulsations par minute; à la fin de la séance il était ramené à 60, mais le lendemain, avant le lever, je le trouvais toujours à 54 et souvent, vers les derniers bains, à 51 seulement.

Dans cette observation, mon dessein n'est pas de mettre en parallèle les effets de l'air comprimé et ceux des moyens dirigés ordinairement contre les maladies de ce genre, sans observer d'abord que ces derniers ont, dans la plupart des cas, un succès plus rapide et plus facile; et qu'assurément leur insuccès chez M. R..... tenait en grande partie au peu de précautions hygiéniques dont le malade s'était entouré. Sans doute, la même négligence n'eut pas lieu pendant l'emploi du bain d'air comprimé;

mais la fièvre qui durait encore, la chaleur intérieure
ressentie dans le thorax, la douleur de côté, la toux,
l'engouement de sécrétions muqueuses dont diverses parties du tissu pulmonaire étaient le siége, n'étaient pas de
nature à céder à de simples précautions hygiéniques. Ici
donc, toute la guérison appartient à l'air comprimé; et,
remarquable d'abord par sa promptitude, elle nous four-
nira aussi l'occasion de signaler en elle la réalisation
de quelques faits que j'avais avancés, tels que le passage
de l'état de maladie à celui de santé sans convalescence,
la diminution de la chaleur intérieure du thorax sous
l'action de l'air comprimé, et le ralentissement du pouls
se prononçant hors de l'influence actuelle de l'air comprimé, quelques heures après qu'il a eu lieu.

Voyons d'abord ce qui se rapporte à la convalescence.
On a dû remarquer que, dès le premier bain, le bruit
vésiculaire avait pris, dans le poumon droit, la place
du râle sous-crépitant, et que, dès le second bain, il
avait reparu dans toute l'étendue des organes de la respiration, si ce n'est dans la partie où l'existence d'un
point douloureux habituel et la nature du râle crépitant,
pouvaient faire penser que la maladie avait pénétré plus
avant dans le parenchyme pulmonaire. Dans ce lieu même,
bien plus gravement affecté que les autres, toute trace de
lésion avait disparu dès le sixième bain, et dès-lors aussi,
la rareté de la toux, la suppression de l'expectoration,
la force de la voix, qui soutenait une longue conversation
sans oppression et sans fatigue subséquentes, prouvaient
suffisamment que, partout, les lésions de la maladie

avaient disparu , pour faire place à l'intégrité des organes,
à la régularité des fonctions , qui , de concert avec le
retour des forces , caractérisent l'état de santé.

Mais, au lieu de recourir à l'emploi de l'air comprimé,
si l'on soumettait un malade affaibli comme l'était M. R..,
d'abord à l'usage des émollients généraux et locaux indiqués par la chaleur dont l'intérieur de la poitrine était le
siége , et puis à l'action des exutoires , des expectorants,
des sudorifiques et des toniques nécessaires pour le débarrasser d'une affection catarrhale aussi grave , quelque
favorable que puisse être leur manière d'agir , nous
savons , par une expérience journalière , qu'assurément
elle n'eût pas amené une guérison aussi prompte.

Quelle différence, d'ailleurs, dans la manière dont finit
la maladie , sous l'influence de ces deux modes de traitement : d'un côté , aux effets d'une durée beaucoup plus
longue , la plupart des indications accomplies viennent
ajouter leur influence débilitante directe ou indirecte , et
le malade , guéri de sa bronchite , arrive à une convalescence que prolongent indéfiniment le mauvais état des
forces générales et la fatigue des organes digestifs. Combien de fois ne voyons-nous pas alors un état valétudinaire,
indépendant de toute lésion , se prolonger plus que la
maladie à laquelle elle succède.

De l'autre , au contraire , ainsi qu'on a pu en juger ,
à peine la pression élevée à laquelle est soumis le malade,
s'est-elle fait sentir, que l'état fluxionnaire des membranes
s'efface et que la sécrétion abondante dont elles étaient
le siége , disparaît. Dès-lors , plus d'expectoration , plus

de toux fatigante ; au même moment la fièvre se calme
et bientôt cesse tout à fait. Mais, tandis que ces changements s'opèrent sans recourir à la moindre médication
débilitante, les forces digestives réveillées et la respiration
devenue meilleure, fournissent à l'assimilation les matériaux les plus propres à restaurer les forces; celles-ci se
réparent donc à mesure que les organes malades reviennent à leur état naturel, et c'est ainsi que le passage de
l'état de maladie à celui de santé, sous l'influence de l'air
comprimé, n'a pas d'intermédiaire, n'entraîne après lui
aucune convalescence.

On se rappelle qu'en parlant de l'influence que l'air
comprimé exerce sur la chaleur animale, j'ai dit que, loin
de l'augmenter il tendait à la modérer, mais que surtout
l'arrivée dans les bronches irritées, d'un air contenant sous
un même volume une plus grande quantité d'oxygène,
loin d'accroître la chaleur morbide dont ces parties sont
alors le siége, contribuait à l'éteindre rapidement. C'est
ce qu'on a vu survenir dès le deuxième bain d'air comprimé, chez M. R.... Ce symptôme si incommode, qui
durait depuis le commencement de la maladie, que pendant plusieurs jours j'avais cru devoir attaquer encore par
des émollients internes et externes, et qui avait opiniâ-
trément résisté, céda comme par enchantement. Il disparut avec la fluxion locale qui l'entretenait, avec la toux
incessante qui devait l'accroître chez un sujet comme
M. R..., encore dans la force de l'âge, d'une bonne
constitution, d'un tempérament sanguin. Malgré deux
mois de durée de la maladie, ou même à cause de cette

ténacité, en présence des caractères permanents d'une
acuité capable d'être un obstacle à la guérison, on aurait
peut-être conçu l'idée d'une saignée générale ou tout au
moins locale. L'une et l'autre auraient pu, sans doute, calmer cette ardeur intérieure, hâter la guérison, en rendant
plus facile l'action des moyens subséquemment employés ;
mais le bien qu'elle eût accompli se serait-il produit sans
être précédé d'une atteinte plus ou moins profonde sur
les forces générales ? et, sous ce rapport, pourrait-il, en
aucune façon se comparer à celui dont l'application de
l'air comprimé a été immédiatement suivie ?

Enfin, une dernière circonstance attache encore nos
réflexions sur le fait que je viens de rapporter : c'est
l'influence ressentie par la circulation. On a remarqué
qu'après la nuit qui suivit le premier bain, la circulation
était ralentie et le pouls descendu, de 72 pulsations par
minute, à 60. Le lendemain du second bain, il n'était
qu'à 54, il se réduisit même à 51. Or, jamais à la fin
des séances, le ralentissement du pouls n'était aussi
marqué que le lendemain avant le lever du malade, et si
cette modification de la circulation n'est que la suite de
l'influence ressentie par la respiration, comment se fait-
il qu'elle se manifeste dans le moment où la respiration elle-même est le moins possible sous l'action de
l'air comprimé, quand le malade est hors de son bain
depuis longtemps ? comment se fait-il que le poumon
n'étant pas encore guéri, les mouvements du cœur se
soient si rapidement abaissés au-dessous de leur activité
normale ? Il n'y a plus ici de proportion entre les effets

que chacune de ces deux fonctions éprouve. L'une d'elles, la respiration, étant toujours plus ou moins malade par suite de la lésion qui affecte encore une partie du poumon gauche, la circulation devrait par conséquent en être plus rapide, et néanmoins, sous l'influence de l'air comprimé, elle se ralentit *au-dessous de son rhythme naturel.* Ne peut-on voir dans ce fait la preuve, que si l'air comprimé agit indirectement sur le cœur en modifiant la respiration, il agit aussi sur lui d'une manière directe? n'est-ce pas là un exemple de l'action sédative spéciale, au moyen de laquelle M. Tabarié a pensé que le bain d'air calmait et régularisait la circulation?

Xe OBSERVATION.

Irritation chronique de l'arrière-gorge ; œdème pulmonaire ; suite de pneumonies répétées.

Monsieur T. M..... d'Amsterdam, âgé de 28 ans, d'un tempérament lymphatique, avait eu dans sa jeunesse de fréquents catarrhes pulmonaires. Il y avait quelques années qu'à deux reprises différentes il avait été atteint de pneumonie aiguë, constamment fixée sur le poumon droit. Depuis lors le malade, dont la respiration n'était jamais bien libre, éprouvait de fréquents accès de dyspnée; et malgré l'amélioration de ses forces, il ne pouvait, sans être oppressé, se livrer à un exercice un peu fatigant. Ce malaise, presque habituel, n'était pas sans quelque influence sur le moral de M. M...., dont la vie antérieure avait été marquée par des excès de divers genres, bien propres à porter de graves atteintes à la meilleure constitution.

Lorsque M. M..... réclama mes soins, une douleur incommode se faisait sentir à l'arrière-gorge, dont la membrane muqueuse offrait une rougeur très-intense. La luette, relâchée, reposait par son extrémité libre sur la base de la langue ; la déglutition était douloureuse.

Dans la cavité droite de la poitrine, depuis le milieu jusqu'à la base, en avant, par côté et en arrière, la percussion donnait un son mat; dans tout le reste de ce côté, et dans toute la cavité gauche, elle donnait un résultat normal.

L'auscultation constatait un bruit vésiculaire intense à gauche; à droite on l'entendait assez distinctement dans toute la moitié supérieure du poumon ; dans le reste de son étendue, on n'entendait qu'un râle sous-crépitant à bulles très-rapides, peu sonore, et parfois du râle sibilant. La toux, peu fatigante, amenait quelquefois une expectoration mucoso-séreuse. Les bruits du cœur paraissaient voilés ; le pouls, assez plein, régulier, battait 90 fois par minute.

Les fonctions digestives étaient régulières.

Le premier bain d'air comprimé fut pris le 16 mai 1842 et, sous son influence, le pouls descendit de 90 pulsations à 75 ; il était à 70 après le troisième et conservait ses autres caractères. Alors aussi, la luette était plus relevée, la rougeur de l'arrière-gorge était bien moins intense, ainsi que la douleur fixée dans les mêmes parties, et le malade sentait déjà bien plus de liberté dans sa respiration.

Après le cinquième bain, la douleur du gosier avait tout à fait cessé ; sa rougeur était presque nulle ; la respiration, de plus en plus libre, était plus grande, plus étendue ; le râle sibilant avait disparu à la partie antérieure et inférieure du côté droit de la poitrine ; le râle sous-crépitant y était moins sensible et commençait à être remplacé par les bruits respiratoires. Lorsqu'il eût pris dix séances, le malade se trouvait de mieux en mieux, son gosier n'offrait plus de rougeur, sa respiration était beaucoup plus libre qu'elle ne l'eût été depuis longtemps ; de longues inspirations étaient plus faciles à exécuter ; la marche ne réveillait plus l'oppression.

A la partie inférieure du côté droit de la poitrine, les bruits de la respiration étaient bien rétablis partout, si ce n'est un peu en dehors du sein et en bas, dans un espace de 3 à 4 centimètres carrés, où un faible râle sous-crépitant se mêlait encore au bruit vésiculaire.

Les battements du cœur étaient moins sourds, plus libres que dans le principe du traitement, et le pouls, régulier, plus développé et plus souple, donnait alors 66 pulsations par minute.

Examinée de nouveau après le douzième bain, la poitrine donnait partout à l'auscultation et à la percussion, les résultats de l'état de santé. Alors toutes les fonctions étaient régulières, les forces s'étaient augmentées, et M. M..., qui n'avait jamais eu depuis bien longtemps autant de confiance dans sa santé, reprenait aussi plus de gaîté.

Les pneumonies répétées laissent souvent, dans la portion du tissu vésiculaire des poumons qu'elles ont affcetée, une débilité relative qui les dispose à l'œdème, et c'est probablement à cette cause qu'il faut attribuer l'engorgement séreux de la moitié du poumon droit chez M. M... L'absence de tout symptôme d'acuité, le tempérament du malade, la cause de la lésion qu'il portait, une vie d'excès, la nature même du mal, son étendue, indiquaient en lui des caractères différents de ceux qui distinguaient l'état du malade précédent. Cependant, chez M. M..., la guérison fut aussi très-facile à obtenir. Dès le premier bain, la respiration s'améliora, et les bruits pathologiques qu'elle faisait entendre, déjà bien amoindris après le cinquième bain, ne se retrouvaient plus, après le dixième, que dans un point très-limité, répondant sans doute au principal foyer des inflammations précédentes, et disparaissaient totalement après deux séances de plus.

Toute facile qu'elle eût été, la guérison fut plus lente que dans le cas précédent; mais il faut bien tenir compte de l'ancienneté de la maladie, et cette différence, d'ailleurs si faible, ne doit pas empêcher de remarquer qu'ici comme toujours, la restauration des forces générales fut rapide et termina sans convalescence une affection qui, depuis plusieurs années, rendait le malade languissant.

Emphysème pulmonaire.

—

J'ai réuni dans le groupe des faits qui vont suivre, un certain nombre d'observations qui se rapprochent les unes des autres par une lésion qui leur est commune et qui joue, dans tous ces cas, un rôle d'une grande importance : je veux parler de l'*emphysème pulmonaire*. Ce n'est pas qu'à mes yeux il constitue, à lui seul, toute la maladie des sujets dont je rapporterai l'histoire, et que, par conséquent, il doive les faire considérer tous comme atteints d'une seule et même affection. Je n'ai pas voulu, par ces rapprochements, rien préjuger sur l'opinion qui, prenant cette idée pour base, regarderait comme des variétés d'un même genre, les diverses affections dans lesquelles je montrerai les succès de l'air comprimé, contre un emphysème plus ou moins étendu. J'irai plus loin encore. L'étude à laquelle je me livre m'a paru attendre peu d'éclaircissements des discussions relatives aux rapports qui existent entre la bronchite et l'emphysème, et surtout entre l'asthme et l'emphysème, et d'après lesquels on voudrait fixer leurs relations de cause et d'effets. Que la bronchite répétée amène l'emphysème à sa suite, et qu'elle puisse ou non mettre sur la voie de la manière dont il se forme; que l'asthme essentiel soit la cause de l'emphysème, ou que son développement

et l'apparition de ses accès soient au contraire la conséquence d'un emphysème pulmonaire antérieurement établi
et résultant lui-même d'une disposition native ou de
causes accidentelles : ce ne sont point là des questions
auxquelles j'aie voulu toucher.

Dans tous les cas où je l'ai rencontré, l'emphysème
m'a paru le symptôme, je voudrais pouvoir dire l'élément
le plus grave de la maladie. Ancien ou récent, borné
ou très-étendu, il était toujours là comme attirant à
lui la plus grande attention. C'était à cause de lui que
des influences, souvent fort légères, avaient suffi pour
réveiller les symptômes les plus angoissants ; c'était lui
qui, selon sa propre importance, aggravait tous les symptômes ou les rendait plus faciles à dissiper. Enfin,
c'était encore lui qu'on était assuré de retrouver intact et
souvent aggravé, quand, après une attaque cruelle et des
médications variées et fatigantes, le malade, à bout de
forces et de souffrances, se trouvait rendu à son oppression habituelle. Dans presque tous ces exemples, l'emphysème, cette lésion si difficile à guérir que Laënnec
la regardait comme incurable, a cédé complètement à
l'usage de l'air comprimé, et cette heureuse modification
dans l'état physique des organes malades a été, dans
la plus grande majorité des cas, suivie d'une guérison
complète. Cela prouve que les bronchites, que l'asthme,
causes primitives de l'emphysème, sont, comme lui,
susceptibles de guérir par le même moyen.

Chez quelques sujets, le résultat n'était pas aussi satisfaisant ; alors il différait de celui qu'on avait obtenu

généralement, en cela qu'au bout d'un temps plus ou moins long après l'interruption du traitement, on voyait survenir une nouvelle atteinte d'oppression. Elle était due à ce que toute disposition asthmatique n'était pas éteinte, bien que l'emphysème fût complètement dissipé. Grâce à cette dernière circonstance, la santé restait parfaite dans l'intervalle de ces nouveaux accès, et ceux-ci, bien plus rares et plus faibles qu'autrefois, offraient encore avec les anciens, des différences très-importantes que j'aurai soin de faire remarquer à mesure que les faits se présenteront. Ce sera le moyen de distinguer les conditions qui peuvent *rarement* borner l'action curative de l'air comprimé. Maintenant, on comprendra comment, en vue des applications thérapeutiques de cet agent, j'ai pu songer à réunir sous un même groupe, tous les faits où l'emphysème pulmonaire était établi, et comment, à mes yeux, cette simple lésion a pu prendre assez d'importance pour dominer en quelque sorte la question.

XIe OBSERVATION.

Bronchites aiguës répétées; emphysème pulmonaire
à son début.

Monsieur J...., de Quissac, tanneur, âgé de 28 ans, avait toujours joui d'une bonne santé, lorsque, vers la fin de l'année 1839, il fut pris d'une bronchite aiguë que M. le docteur Montanari guérit par le moyen des saignées générales et locales, de la digitale et du kermès. Quelques mois après, la maladie reparut; elle résista avec plus de ténacité aux moyens qui l'avaient dissipée une première fois, et ne se termina qu'en laissant au malade beaucoup de gêne dans la respiration. La poitrine était restée sonore à la percussion, mais on entendait presque partout du râle sibilant.

Le 18 août 1840, je constatai l'état suivant : injection très-prononcée des capillaires de la face; à cela près, air de santé.

La respiration paraissait assez libre; cependant une marche un peu pressée ou ascensionnelle la rendait tout de suite courte, fréquente, gênée, et provoquait quelques palpitations passagères. Une longue inspiration était pénible et presque impossible. Le décubitus horizontal sur le dos était insupportable; c'était pour le malade la plus grande et la plus prompte des causes de suffocation.

La percussion donnait un son naturel dans la partie inférieure des deux côtés de la poitrine; elle était, des deux côtés aussi, plus sonore que dans l'état normal, dans les deux tiers supérieur et moyen; le son était surtout plus clair à gauche qu'à droite.

L'auscultation ne recueillait de bruit vésiculaire naturel qu'à droite, dans les deux tiers supérieurs du poumon; il était presque nul à gauche dans les mêmes régions, et sensiblement affaibli des deux côtés dans le tiers inférieur. Dans ces dernières parties, l'expansion pulmonaire semblait incomplète. Il n'existait nulle part de râle d'aucun genre; il n'y avait alors ni toux ni expectoration notable.

Les battements du cœur, ceux surtout des cavités droites, étaient voilés ; on les entendait à peine, mais ils ne donnaient pas de choc appréciable. Le pouls était régulier, peu développé ; il s'élevait à 70 pulsations par minute.

La première séance sous l'appareil médico-pneumatique de M. Tabarié eut lieu le 19 août ; elle fut remarquable par le sentiment d'une si grande liberté dans la respiration, d'un bien-être si marqué, que le malade demandait qu'on la prolongeât au-delà de deux heures.

Après le troisième bain, la respiration demeura plus facile ; une longue inspiration s'accomplissait sans le moindre obstacle ; le malade, comme soulagé d'un poids énorme qu'on aurait enlevé de dessus sa poitrine, se disait guéri et voulait s'en retourner chez lui. Le bruit vésiculaire se développait plus librement dans tous les points des poumons où il avait paru gêné ; le pouls avait déjà perdu de sa fréquence, il n'était plus qu'à 55 pulsations par minute, et se développait avec plus de facilité. Le bien déjà produit s'augmenta si rapidement sous l'influence de l'air comprimé, qu'après le sixième bain la percussion donnait un son également clair dans tous les points de la poitrine. Partout aussi, le bruit vésiculaire s'entendait libre, bien développé, facile et aussi fort que chez l'homme le mieux portant. Les inspirations les plus prolongées, impossibles au début du traitement, s'accomplissaient sans la moindre gêne ; les battements du cœur étaient moins obscurs ; le pouls, plus développé, ne donnait que 62 pulsations par minute, même après une marche un peu prolongée ; le teint était moins animé. Le malade, impatient de retourner à ses affaires et plein de confiance dans le retour d'un bien-être qu'il n'avait pas ressenti depuis longtemps, cessa tout traitement. Sa guérison s'est maintenue.

Dans cette observation, l'emphysème pulmonaire n'était pas méconnaissable. Il avait, pour le bien caractériser, en outre de cette gêne constante de la respiration qui, pour la moindre fatigue se portait jusqu'à l'oppression ; il avait les deux signes que Laënnec plaçait au rang des plus positifs : le son clair des cavités malades, plus développé que dans l'état de santé, et la faiblesse des bruits respiratoires. Il était évidemment la suite des bronchites répétées dont M. J..... avait eu à souffrir, car, avant elles, jamais la moindre oppression ne s'était manifestée; et je dois faire observer qu'en recherchant les causes de la maladie, je n'avais noté aucune disposition héréditaire. Chaque fois que les bronches avaient été malades, cet état avait été soigné d'une manière rationnelle, et si les moyens énergiques qu'exigea la seconde atteinte suffirent pour dissiper tous les symptômes spéciaux à la bronchite, ils restèrent totalement sans action sur l'emphysème, dont ils n'avaient pu empêcher la formation et dont ils ne purent arrêter les progrès. A côté de cette résistance, il faut encore noter l'étendue des parties devenues emphysémateuses : elle était déjà assez grande, et par cela même elle devait faire supposer, ou une grande disposition des organes à cette lésion, ou une action très-profonde de la part des causes qui l'avaient produite. Ces deux circonstances justifiaient, sans doute, l'insuccès des moyens que l'on avait d'abord mis en usage; mais aussi, elles n'en faisaient que mieux ressortir l'action énergique du bain d'air comprimé. Et, bien que la maladie fût encore peu ancienne, bien qu'elle se réduisît probablement à ce que je considérerais volontiers comme un premier degré de l'emphysème, à ce point où il n'existe ni déchirement des vésicules, ni emphysème interlobulaire, il est permis de signaler, à côté de l'insuffisance des moyens ordinaires, une guérison obtenue dans sept séances et d'une manière si complète, si définitive, que longtemps après, M. le docteur Montanari m'écrivait que M. J.... jouissait toujours de la meilleure santé [1].

XIIe OBSERVATION.

Asthme; emphysème pulmonaire.

Monsieur M.... âgé de 48 ans, d'un tempérament lymphatique-nerveux, avait éprouvé vers l'âge de 36 ans, de légères atteintes de dyspnée, qui cédèrent aisément aux moyens les plus simples et au repos. Peu à peu l'oppression était devenue plus grave, et depuis plusieurs

---

[1]. Je retrouve dans une brochure que M. J. Milliet vient de publier sur l'*Air comprimé comme agent thérapeutique*, la lettre que j'écrivais à M. le docteur Montanari, quand son malade repartit pour Quissac. En la communiquant à l'auteur de ce travail, M. Montanari n'infirme nullement la durée de cette guérison.

années il survenait, chaque trois mois environ, une attaque sérieuse d'asthme. L'oppression était excessive ; le
malade, tourmenté du besoin d'un air frais , ne pouvait
en aucune façon supporter le décubitus horizontal ; sa
respiration, courte , fréquente, était accompagnée d'une
violente constriction à la poitrine, et la toux, qui dans le
principe de l'attaque était sèche et très-fatigante , amenait à la fin une expectoration visqueuse mêlée de beaucoup d'air. M. M.... avait dans sa famille d'autres
exemples d'asthme.

Le 8 avril 1843, M. M.... vint à Montpellier, pour
se soumettre à l'action de l'air comprimé. Il était alors
dans un des intervalles de repos qui séparaient ses accès.
Son embonpoint était encore assez fortement prononcé ;
sa figure était rouge et injectée ; sa respiration, quoique
assez libre , était tout de suite rendue pénible par une
marche tant soit peu rapide ou ascendante; le décubitus,
impossible sur le côté gauche, n'était supporté dans un
état de supination qu'au moyen d'un grand carré qui
relevait la tête et les épaules.

La percussion donnait, dans toute l'étendue de la poitrine, un son plus clair que dans l'état naturel et que ne
comportait, surtout , l'embonpoint des téguments de la
poitrine.

Les bruits respiratoires étaient naturels au sommet
du poumon gauche ; ils étaient très-faibles dans tout le
reste de son étendue. A peine sensibles dans le sommet
du poumon droit, où l'on distinguait difficilement l'intervalle qui s'épare l'inspiration de l'expiration , ils

étaient tout à fait éteints dans le reste de cet organe, si ce n'est en arrière et en bas, où, avec beaucoup d'attention, on parvenait à les distinguer faiblement au milieu d'une sorte de râle muqueux très-sourd et à petites bulles. Dans le côté droit de la poitrine on constatait à divers endroits un peu de râle sibilant.

Le cœur était parfois le siège d'un sentiment de gêne ; ses pulsations n'offraient aucun bruit pathologique ; elles paraissaient éteintes, et le choc des parois de cet organe contre celles de la poitrine, était très-peu sensible. Le pouls, régulier, sans dureté, battait 65 fois par minute.

Toutes les autres fonctions étaient régulières ; seulement la tête était habituellement le siège d'un sentiment de pesanteur incommode.

Le premier bain d'air comprimé ne produisit d'autre sensation que celle d'une grande liberté dans la respiration.

Une nuit plus calme que de coutume, succéda au second bain ; à son réveil, le malade fut pris d'un besoin irrésistible et soutenu de bâiller ; il sentit sa tête dégagée.

Après le quatrième, les bruits respiratoires avaient pris, dans tout le poumon gauche, une intensité naturelle, par conséquent bien supérieure à celle qu'ils avaient dès le début du traitement. A droite, ils avaient pris de la force au sommet du poumon ; dans tout le reste de la partie antérieure, on commençait à les distinguer faiblement et comme accompagnés d'une sorte de râle muqueux très-sourd ; le râle sibilant avait tout à fait cessé ; en arrière , le bruit vésiculaire était aussi plus prononcé et le bruit de râle y avait disparu. Le malade avait la conscience d'une respiration de plus en plus libre ; sa tête se dégageait chaque jour davantage.

Depuis quelques jours, les urines, habituellement très-chargées, étaient devenues plus claires.

Dans cet état, entre la huitième et la neuvième séance, M. M...., sans tenir compte d'un temps humide et froid, se rendit, à quelques lieues de Montpellier, dans un village où se trouvait une partie de sa famille. Malgré l'influence du mauvais temps qui, avant l'usage de l'air comprimé ne survenait jamais sans causer beaucoup de malaise, malgré la fatigue de conversations longues et animées et d'un régime alimentaire trop peu ménagé, M. M.... ne ressentit aucune fatigue, n'éprouva pas la moindre oppression. La nuit suivante fut aussi calme que les précédentes, et après la dixième séance, l'ascension rapide d'un escalier ne causait pas la plus légère oppression.

Examinée après le quatorzième bain , la respiration, plus longue que jamais, laissait entendre , dans toute l'étendue des deux poumons, des bruits respiratoires bien prononcés , distincts entre eux et exempts de tout râle. La guérison de l'emphysème était complète, les bruits du cœur étaient plus distincts ; le pouls, souple et régulier, était à 60 pulsations par minute, et les bains furent abandonnés après le seizième. M. M.... pouvait alors, sans éprouver la moindre gêne, faire de longues inspirations, marcher avec vitesse , se coucher et dormir horizontalement. Ses forces s'étaient doublement accrues par suite du bon état des fonctions nutritives, et parce qu'elles se trouvaient affranchies des entraves que mettait à leur libre développement, une dyspnée toujours prête à se produire au moindre effort.

Depuis longtemps, M. M.... n'avait pas joui d'une aussi bonne santé, et j'ai su, plusieurs années après son traitement, que sa guérison ne s'était pas démentie.

Si l'on y fait attention, il ne s'agissait pas ici de guérir seulement un emphysème pulmonaire, quelque prédominance que cette lésion eût d'ailleurs acquise dans la production des souffrances du malade. Depuis longues années et sous l'influence d'un asthme dont le caractère héréditaire n'était pas douteux, M. M.... avait d'abord éprouvé, à longs intervalles, des accès d'oppression, de véritables accès d'asthme. Mais, comme cela arrive le plus souvent, les attaques successives avaient peu à peu décidé la formation de l'emphysème, et celui-ci s'aggravant sans cesse, avait fini par rendre à son tour les accès d'asthme et plus graves et plus fréquents. Il fallait donc, cette fois, guérir l'emphysème qui aggravait l'asthme dont il était la conséquence, et guérir l'asthme dont la persistance eût ramené l'emphysème.

L'hérédité, dix ans de durée, rendaient le résultat plus difficile à obtenir, et suffisent pour expliquer comment la marche des améliorations successives qui survinrent, se montra plus lente, plus graduée que dans des cas plus récents. Tout autre moyen thérapeutique eût-il obtenu des succès plus rapides et procuré une guérison plus complète ? Mais, l'éloignement de tous les symptômes angoissants, dont M. M.... avait si souvent à souffrir, et l'absence de toute rechute, ont prouvé, d'un côté, que la lésion organique, l'emphysème pulmonaire, avait été guérie ; de l'autre, que l'asthme lui-même avait cédé, autant qu'on peut du moins l'espérer pour une affection héréditaire. Au reste, si j'ai cherché à faire ressortir la valeur des causes qui avaient dû prolonger la durée du traitement, on ne saurait s'y méprendre, il ne peut être ici question que d'une durée relative. En effet, quatorze bains ont suffi pour décider la guérison, et cependant il s'agissait d'une affection dont l'origine remontait à dix années, et qui portait en elle-même des obstacles, des causes de résistance tellement sérieux, qu'on ne saurait trop s'applaudir de trouver dans l'air comprimé une action thérapeutique aussi prompte et aussi sûre.

On a, sans doute, tenu compte, parmi les divers symptômes qu'offrait la maladie de M. M...., de ceux qui se rattachaient à l'état du cœur. Ses battements n'offraient aucun des bruits pathologiques qui se rapportent à l'une des lésions dont il peut être atteint ; mais ils étaient affaiblis, comme voilés, et cependant l'oreille, en les étudiant, ne recevait aucune impulsion qui pût faire croire à un état d'hypertrophie. En suivant les effets produits par l'air comprimé, on n'a pas manqué de noter aussi, qu'à mesure que la respiration reprenait de l'étendue et de la régularité, à mesure aussi les mouvements du cœur se ralentissaient et retrouvaient un son plus clair, moins voilé : preuve évidente que ce qui se passait d'irrégulier dans la circulation n'était que la conséquence de la gêne que le cœur éprouvait à se décharger dans les poumons. Ce fait, que je me borne à signaler ici, se retrouvera plus évident, plus largement développé et plus clairement justifié par le succès du traitement, dans des cas où la gêne ressentie par le cœur avait pu faire croire à une lésion de cet organe, comme cause première de tous les symptômes offerts par un malade.

XIIIe OBSERVATION.

Asthme ; emphysème pulmonaire.

Monsieur G...., avocat, âgé de 40 ans, d'un tempérament nerveux, jouissait habituellement d'une bonne santé. Il y avait environ quatre années, qu'en restant longtemps exposé à un froid très-vif, pendant que tous son corps était en sueur, il avait contracté un catarrhe pulmonaire aigu, dont l'intensité avait été assez grande pour exiger qu'on eût recours à plusieurs évacuations sanguines. La guérison s'était établie sans trop de difficultés, mais depuis lors la respiration avait été habituellement moins libre, et de nouvelles atteintes de catarrhes, qui peu à peu avaient revêtu tous les caractères de l'asthme, s'étaient fréquemment répétées. Le plus souvent on les avait traitées par la saignée ; mais M. G.... avait fini par reconnaître qu'en le soulageant momentanément, ce moyen amenait ensuite de fâcheux résultats.

La marche un peu rapide ou ascendante, le décubitus horizontal sur le dos ou sur les côtés, causaient de
l'oppression et de la toux. La moindre compression de la
poitrine par l'inclinaison du corps en avant, ou par la
distension de l'estomac à la suite d'un repas un peu copieux, produisait le même résultat. Les accès survenaient ordinairement aux approches de minuit; ils étaient
toujours précédés de fréquentes sternutations avec écoulement muqueux de la pituitaire, et se prolongeaient
plus ou moins.

La toux amenait une expectoration mousseuse mêlée
d'un peu de matière jaunâtre; la respiration était sifflante; et, parfois obligé de rester assis hors de son lit,
M. G..... ne trouvait alors du repos qu'en se courbant
assez pour faire reposer sa tête sur le dosier d'une chaise
placée devant lui. L'intervalle des accès offrait assez de
calme, mais, même alors, il semblait au malade qu'une
sorte de voile placé sur toute l'étendue de sa poitrine,
s'opposait au libre accomplissement de sa respiration.

Le 16 octobre 1844, Monsieur G.... s'était rendu
à Montpellier; il se trouvait alors dans un de ses moments
de bien-être relatif, et sa respiration paraissait assez libre;
elle se faisait sans efforts apparents des muscles qui con-
courent à son accomplissement. La figure était assez
vivement colorée.

La percussion était très-sonore dans toutes les parties
de la poitrine, malgré l'embonpoint de ses parois; le son
était pourtant un peu plus clair dans tout le côté gauche
qu'à droite.

Le souffle respiratoire était complètement éteint dans le poumon gauche ; on l'entendait faiblement dans toute la partie antérieure du poumon droit, et un peu plus facilement en arrière. En ce moment, aucune espèce de râle n'existait dans aucun point des deux poumons.

Les battements du cœur étaient naturels ; le pouls, régulier, souple, assez développé, battait 66 fois par minute.

Toutes les autres fonctions étaient régulières, sauf celles de la peau, fort impressionnable à l'action du moindre abaissement de la température, surtout entre les épaules, que M. G.... était toujours obligé, pendant les saisons froides, de tenir recouvertes avec une peau de cygne placée sous ses vêtements de flanelle.

La première séance sous l'appareil à air comprimé n'avait donné lieu à aucune sensation particulière. Dans l'intervalle du deuxième au troisième bain, pendant la nuit, il était survenu une crise d'oppression assez forte, en tout semblable à celles que j'ai décrites ; elle faisait entendre un râle sibilant très-prononcé dans tous le poumon gauche, beaucoup moins fort que dans le droit. L'attaque terminée, tout râle avait disparu.

Après le sixième bain, la poitrine était affranchie du sentiment de gêne dont j'ai parlé ; une longue inspiration, autrefois très-difficile, s'accomplissait avec beaucoup de facilité. Le bruit vésiculaire était plus fortement prononcé à droite et commençait à se faire entendre faiblement dans tout le côté gauche ; le pouls conservait ses mêmes caractères, mais la figure avait sensiblement pâli.

Dix séances avaient rendu le mouvement des parois thoraciques plus sensibles , parce que l'inspiration était plus longue et plus facile. La percussion était partout moins sonore; le bruit vésiculaire, de plus en plus développé dans le poumon droit, devenait aussi plus prononcé dans le gauche. Déjà, dans l'intervalle des séances, M. G..., trop peu prudent, faisait d'assez longues courses en ville et n'en éprouvait presque pas d'oppression , même en gravissant les rues les plus inclinées.

Le seizième bain avait encore amélioré la respiration du côté gauche; le pouls était descendu à 54 pulsations par minute, en conservant ses autres caractères , et la distension de l'estomac par un repas ordinaire, ne causait plus d'oppression. M. G.... rendait compte des changements survenus dans sa respiration, en disant que sa poitrine lui semblait agrandie.

Enfin , la respiration était partout rendue à son état naturel après la vingt–deuxième séance; le pouls restait encore à 54 pulsations , et M. G..., heureux de l'entière liberté de sa respiration, de l'accroissement de ses forces , en un mot , du retour complet de sa santé, mit un terme à l'emploi de l'air comprimé.

Cette guérison avait été plus longue et plus difficile à obtenir que dans les deux cas précédents. Le mal, il est vrai, était plus grave, car l'emphysème avait envahi les deux poumons ; et dans l'un d'eux, le gauche, il avait totalement éteint les bruits respiratoires ; cependant il n'avait pas causé dans la circulation le trouble que nous avions surtout constaté chez le sujet qui a fourni la XIIᵉ observation.

Je n'ai rien noté chez M. G... qui fît soupçonner la moindre disposition héréditaire; ce n'est donc pas à cette cause qu'on peut cette fois attribuer, ni la résistance opposée par la maladie, ni quelques atteintes peu fatigantes d'oppression qui, longtemps après le traitement, survinrent, comme me l'écrivit M. G..., sous l'empire de quelques vives émotions morales.

D'autres circonstances peuvent nous rendre raison de la disposition qui tendait ainsi à ramener parfois un peu de dyspnée. D'abord on se rappele que de graves bronchites, survenues pendant plusieurs années, avaient toujours exigé qu'on saignât le malade à plusieurs reprises. On comprendra donc que ces affections inflammatoires répétées eussent laissé dans le tissu pulmonaire une faiblesse relative, capable d'ajouter à la ténacité du mal, et peut-être plus à celle de l'emphysème, que de tout autre état pathologique. En outre de cette cause d'affaiblissement, les organes respiratoires avaient eu à supporter l'influence de plaidoiries longues et fatigantes, et toutes ces causes réunies avaient dû imprimer aux tissus affectés un caractère d'asthénie; celui-ci se réfléchissant sur leur maladie, l'air comprimé ne pouvait le faire disparaître qu'avec une certaine lenteur, peut-être même ne pouvait-il le dissiper entièrement qu'au prix d'un usage plus soutenu.

En second lieu, on sait que l'emphysème ne consiste pas toujours dans la simple dilatation exagérée et permanente des vésicules pulmonaires. Dans certains cas, un plus ou moins grand nombre d'entre elles ont été déchirées, leurs parois délicates ont été rompues, et une sorte de cavité, plus ou moins étendue selon le nombre de vésicules détruites qui ont contribué à la former, constitue une lésion dont on n'a pas de peine à comprendre le caractère incurable. On doit s'attendre à rencontrer ces déchirements chez des hommes exposés à des efforts musculaires considérables et prolongés, chez les malades fatigués par de violents accès d'oppression ou de fortes quintes de toux, et surtout lorsque les organes de la respiration sont affaiblis par des maladies fréquentes, par des efforts répétés et soutenus de phonation, par l'âge, par certains états cachectiques. Or évidemment, M. G..., par ses bronchites intenses et multipliées, par les traitements qu'elles avaient exigés, par sa profession d'avocat, se trouvait rangé dans l'une de ces catégories ; il ne serait donc pas impossible que ces accès passagers d'oppression provoqués à de longues distances par de simples affections morales, fussent liés à la rupture de quelques vésicules. Comme nous ne possédons aucun signe capable de démontrer l'existence de ces lésions, ou celle de l'emphysème interlobulaire qui aurait pu remplir le même rôle, il serait, je l'avoue, bien difficile d'apporter ici des preuves irrécusables de l'action réelle de l'une ou l'autre de ces causes ; d'ailleurs, chez un sujet impressionnable comme M. G..., une vive émotion ne peut-elle pas suffire pour provoquer un trouble passager dans la respiration ; et, enfin, quand bien même aucune de ces influences ne pourrait être admise, serait-il juste pour cela de mettre en doute les bons effets d'un traitement qui aurait réduit à des atteintes légères et fugitives, un mal autrefois profond et continu ?

XIVe OBSERVATION.

Bronchites répétées ; emphysème pulmonaire.

M. F., de Cambridge, âgé de 36 ans, d'un tempérament lymphatique nerveux, avait éprouvé, pendant plusieurs années, des bronchites aiguës qui, chaque fois, laissaient chez lui une plus grande disposition à en contracter de nouvelles. Depuis lors, des douleurs vagues se manifestaient souvent dans la poitrine, surtout quand les secousses d'une toux peu fréquente et sans expectoration ébranlaient péniblement le malade, qui, alarmé sur l'état de ses organes pulmonaires, par l'avis de plusieurs médecins qu'il était allé consulter à Londres, me fut adressé par M. le docteur W. W. Fisher, professeur à l'université de Cambridge, et arriva à Montpellier le 17 décembre 1853.

M. F... était alors très-fatigué par son voyage ; sa maigreur était assez prononcée ; son aspect général indiquait une constitution profondément affaiblie ; sa figure était souffrante, assez vivement colorée sur les pommettes. Le malade ne cachait pas les craintes qu'on lui avait témoignées sur son état ; il avait de la fièvre ; sa peau était chaude et aride ; son moral était très-abattu.

La voix, faible et cassée, se soutenait difficilement pendant une conversation un peu longue ; sa respiration était courte, fréquente ; et, pour peu que le malade hâtât sa marche ou cherchât à gravir un terrain un peu incliné, il en résultait un surcroît d'oppression qui ne se calmait que lentement. Des douleurs vagues parcouraient la poitrine, et bien souvent paraissaient se fixer sous le sternum. La toux était sèche, peu fréquente ; mais elle se réveillait aisément sous l'impression d'un air frais, contre lequel le malade était obligé de prendre, sans cesse, de grandes précautions.

La percussion, sonore partout où elle l'est dans l'état sain, avait perdu de ce caractère sous la clavicule gauche, malgré la maigreur des parois thoraciques. Le bruit vésiculaire était notablement affaibli dans les deux poumons, et principalement dans le gauche, où il se trouvait presque nul dans le tiers inférieur, bien que la percussion y fût sonore. Dans ce dernier, en outre du caractère de sécheresse et de rudesse que le souffle respiratoire offrait sous la clavicule, il se faisait entendre avec une modification particulière, dans toute l'étendue de l'organe. Au lieu de se composer de deux temps distincts, le bruit d'inspiration et celui d'expiration, ce n'était plus qu'une sorte de bourdonnement continu, assez comparable au bruit que l'on perçoit en approchant de l'oreille une coquille ou tout autre corps creux. Le malade pouvait accomplir de longues inspirations, mais il ne les terminait qu'au prix d'un effort considérable ; elles le fatiguaient et provoquaient toujours la toux.

L'état du cœur ne présentait rien de particulier. Le pouls, peu développé, comme gêné, quoique régulier, donnait 96 pulsations par minute.

Le premier bain d'air comprimé ne fit naître d'autre sensation que celle d'un bien-être général, qui devint plus sensible encore après la seconde séance. Alors les deux bruits du souffle pulmonaire étaient devenus distincts l'un de l'autre dans le poumon gauche, mais celui d'expiration restait proportionnellement bien plus faible que celui d'inspiration. L'un et l'autre avaient déjà acquis une bien plus grande intensité dans le poumon droit ; M. F.... trouvait qu'il respirait plus largement, que ses poumons recevaient plus facilement une bien plus grande quantité d'air. La douleur sous le sternum ne se faisait plus sentir ; le pouls était plus libre et plus souple , il était tombé à 72 pulsations par minute. La physionomie du malade , déjà moins colorée, avait repris plus de calme.

A la suite du sixième bain , la percussion était également sonore sous les deux clavicules ; les bruits respiratoires étaient distincts partout, mais toujours moins forts à gauche qu'à droite ; une longue inspiration se faisait aisément et sans provoquer la toux, qui ne reparaissait presque plus ; la marche ne provoquait plus l'oppression, le malade put faire ce jour là , sans fatigue , une très-longue promenade à pied.

La respiration était devenue aussi intense à gauche qu'à droite, après la douzième séance ; ses deux bruits, alors bien distincts partout, se prolongeaient également, et sous la clavicule gauche ils se faisaient entendre aussi doux, aussi humides que partout ailleurs. Une longue inspiration était devenue très-facile ; la poitrine était exempte de douleur , la toux avait complètement disparu ;

M. F... se réjouissait du libre et facile développement de
sa poitrine, dans une longue inspiration pendant laquelle
on remarquait le jeu égal et régulier de ses parois ; le
pouls, régulier, plus développé, était à 60 pulsations par
minute, et les forces générales s'étaient considérablement
augmentées.

On prolongea l'usage des bains jusqu'au vingt et unième ;
alors la respiration offrait dans toute l'étendue de la poitrine, une ampleur, une égalité remarquables ; elle s'exé-
cutait comme dans la meilleure santé ; le malade avait
repris ses forces, un peu d'embonpoint ; il marchait longtemps et vite sur des terrains inclinés, sans provoquer le
retour de l'oppression ; son appétit s'était augmenté,
ses digestions se faisaient bien, et M. F. mit un terme à
l'emploi des bains d'air comprimé, qui lui avaient procuré une guérison sûre et rapide, sur laquelle il osait peu
compter quand il fut soumis à l'action de ce moyen.

Il est certain qu'au moment où nous eûmes recours
à l'air comprimé, qui fut employé seul, ainsi que cela
avait eu lieu dans tous les cas que j'ai déjà rapportés,
la santé de M. F.... était de nature à inspirer de vives
craintes. La fièvre, l'amaigrissement, la toux sèche et
les douleurs de poitrine, joints à la matité du son sous
la clavicule gauche, aux caractères de rudesse et de sécheresse qu'offrait dans le même point le murmure
vésiculaire, pouvaient faire craindre un commencement
d'affection tuberculeuse. C'était en effet vers cette redoutable maladie que se portaient les craintes de M. F...., et
les prévisions des habiles médecins qu'il avait consultés,

soit à Cambridge, soit à Londres. On paraissait, au contraire, s'inquiéter fort peu d'un emphysème, qu'il n'était pourtant guère possible de rattacher à des produits tuberculeux dont l'existence était encore assez problématique, et qui, ne donnant des signes de leur présence que dans un espace très-réduit, n'eussent pas été de nature à provoquer la dilatation morbide de presque tout le tissu des deux poumons. Quoi qu'il en soit, cette fois encore, la guérison fut rapide et complète.

J'ai signalé chez M. F.... une modification particulière de la respiration, que déjà, depuis longtemps, j'avais eu bien des occasions d'observer sur certains sujets atteints d'emphysème pulmonaire. C'est une sorte de bourdonnement que l'on rencontre en auscultant les parties du poumon où la percussion donne une plus grande sonorité que dans l'état ordinaire. Il précède l'extinction complète du bruit vésiculaire, et me paraît le signe certain d'un emphysème peu avancé ou tout à fait à son début. Il coïncide souvent avec l'affaiblissement de la respiration, et peut durer très-longtemps avant de faire place à son extinction complète, car je l'ai rencontré chez des sujets que tout portait à regarder comme atteints d'emphysème fort ancien. Enfin, je l'ai vu si faible lui-même, qu'il me paraissait le dernier degré de l'existence du bruit respiratoire près de s'éteindre. Je ne puis assurer qu'il précède toujours cette extinction, que, par conséquent, il soit constant dans l'emphysème; mais je suis porté à croire que son existence se rattache réellement à cette lésion, parce que je l'ai maintes fois rencontré

chez des sujets dont j'examinais accidentellement la poitrine, et qui, appartenant à des familles où les asthmatiques étaient nombreux, commençaient déjà à se plaindre
de quelque modification fâcheuse de leur respiration.
Enfin, je l'ai vu survenir quand l'air comprimé commençait à modifier des emphysèmes pulmonaires, sous
l'influence desquels la respiration ne s'entendait plus.
Le bourdonnement était alors le premier bruit que l'auscultation pouvait recueillir, et me paraissait, dans ce
cas, jouer un rôle tout à fait analogue à celui du râle
crépitant qui, dans la guérison d'une pneumonie, succède à l'état d'engouement des tissus malades, et annonce
une marche vers la résolution. Du reste, nous aurons
plusieurs fois l'occasion de retrouver ce bourdonnement
chez les sujets dont il me reste à rapporter l'histoire, et
la présence constante d'autres signes positifs de la dilatation des vésicules bronchiques aideront alors à faire mieux
comprendre combien il se rattache lui-même à l'existence réelle de cette lésion.

XVe OBSERVATION.

Asthme ; emphysème pulmonaire.

M. C..., âgé de 58 ans, d'un tempérament nerveux, d'une assez bonne constitution, était, depuis quelques années, sujet à s'enrhumer. Bien que chez lui aucune maladie diathésique ne pût aggraver cette fâcheuse
disposition, chaque nouveau rhume s'accompagnait d'une
oppression plus grande ; son état devenait surtout de plus

en plus pénible, depuis que les fonctions dont il était chargé l'exposaient à respirer la fumée incommode d'un four à tuiles alimenté par de la houille, et situé dans le voisinage de son bureau. Dans les intervalles qui séparaient les accès, M. C... éprouvait une vive oppression à la suite d'une marche un peu rapide ou ascensionnelle ; il toussait un peu habituellement, et rejetait ainsi des crachats séro-muqueux, mêlés de beaucoup d'air.

Le 26 avril 1854, M. C... était dans un accès d'oppression, quand M. le docteur Bertrand, professeur-agrégé de la Faculté de médecine de Montpellier, me proposa de le soumettre à l'action du bain d'air comprimé. Nous trouvâmes le malade dans l'état suivant :

L'oppression l'avait forcé à quitter son lit ; sa physionomie indiquait une vive souffrance ; elle était injectée. La respiration, courte, précipitée, pénible, soulevait convulsivement l'épigastre bien plus que les parois du thorax ; elle s'accompagnait d'un sentiment de gêne et de constriction de toute la poitrine ; une longue inspiration était impossible ; quelques quintes d'une toux fatigante amenaient une expectoration séro-muqueuse mêlée de beaucoup d'air.

La percussion était très-sonore partout, si ce n'est dans la région du cœur et dans les fosses sus et sous-épineuses, des deux côtés.

Dans les deux cavités de la poitrine, l'auscultation faisait entendre du râle sibilant ; en arrière des deux côtés il était grave et se mêlait surtout à l'expiration, pendant laquelle on distinguait mieux que pendant l'inspiration, le bruit vésiculaire. En avant, le râle sibilant se retrouvait aussi des deux côtés, mais il était plus aigu qu'en arrière et le bruit vésiculaire manquait tout à fait. Pendant l'auscultation on sentait peu le soulèvement des parois du thorax ; son agrandissement pendant l'inspiration s'opérait uniquement par l'abaissement du diaphragme.

Le cœur n'offrait rien d'anormal ; le pouls, fréquent, peu développé, était régulier.

Les autres fonctions étaient en bon état.

Monsieur C..... ne ressentit rien de particulier sous les appareils à air comprimé ; mais déjà après la troisième séance, la toux avait complètement cessé ; il ne restait qu'un peu d'oppression, que réveillait surtout le mouvement. Les parois thoraciques prenaient plus de part aux mouvements respiratoires, tandis que l'épigastre se soulevait à peine ; sans être encore bien complète, une longue inspiration était devenue facile ; le râle sibilant avait cessé partout ; mais sur le devant de la poitrine et des deux côtés, on n'entendait pas du tout le bruit vésiculaire. L'expectoration était réduite à peu de chose : elle était toujours muqueuse, mais mêlée de moins d'air. Le pouls était moins fréquent ; le visage du malade, moins injecté, indiquait aussi moins de souffrance.

Après la neuvième séance, le bruit d'expansion vésiculaire s'était partout rétabli, seulement il était moins prononcé à droite qu'à gauche. Une longue inspiration se faisait aussi amplement et aussi facilement que dans le meilleur état de santé ; il n'y avait plus ni toux ni expectoration ; la percussion était moins sonore ; le pouls était naturel. Une marche rapide, l'ascension d'un escalier assez rude, le décubitus, dans quelque sens qu'il eût lieu et sans carré, ne causaient plus d'oppression, et l'examen attentif que fit alors M. le docteur Bertrand, se trouvait tout à fait d'accord avec les sensations du malade, pour constater une guérison complète. Pour mieux la consolider, on porta le nombre des bains jusqu'à douze.

La facilité avec laquelle tous les symptômes avaient cédé, l'intégrité absolue des fonctions pulmonaires après le traitement, l'absence de ce malaise, de ces légères altérations de la respiration, qui auraient pu faire croire à la persistance de quelques points isolés et fort resserrés d'emphysème, par suite de la rupture d'un certain nombre de vésicules, le défaut de prédisposition diathésique ou héréditaire ; enfin, la précaution d'ajouter quelques séances à celles qui avaient suffi pour terminer une attaque très-vive et ramener tous les organes à l'état naturel : tous ces motifs devaient, en effet, faire espérer que M. C... serait à l'abri de toute rechute.

Il n'en fut rien d'abord. Soit que, pendant les jours qui suivirent immédiatement le temps passé dans la souffrance, il restât encore une grande susceptibilité chez les organes de la respiration ; soit que les forces générales, bien que grandement améliorées, ne fussent pas encore capables de supporter une atteinte trop vive, M. C..., obligé de reprendre ses occupations immédiatement après son traitement, se trouva deux ou trois jours après, exposé d'une manière très-importune à la fumée dont il

redoutait tant l'action. Un accès d'oppression en fut la
conséquence ; mais, loin de ressembler à ceux d'autrefois,
il s'accompagna de plus de liberté dans la respiration et
fut de très-courte durée. Il se termina sans avoir recours
ni au bain d'air comprimé ni à d'autres moyens actifs,
et depuis lors, malgré des fatigues et des veilles, malgré
des temps variables, dont l'action était naguère difficilement supportée ; malgré surtout l'inspiration trop fréquente de la fumée du four à briques, qui ne cause plus
qu'un léger picotement au gosier, M. C... n'a plus eu
la moindre atteinte d'oppression.

Ainsi, sans nouvelle application de l'air comprimé, la
guérison, un instant compromise en apparence, n'en a pas
moins été réelle. Elle s'est de plus en plus consolidée,
sous la seule influence de la régularité imprimée à toutes
les fonctions, et du rétablissement des forces générales.

Des résultats semblables n'ont rien qui puisse nous
surprendre, car ils ne se retrouvent pas seulement
avec l'air comprimé. Quelque heureuse, quelque complète que soit d'abord l'action d'un remède sur les symptômes actuels d'une maladie, on comprend qu'immédiatement après que ceux-ci viennent de s'éteindre, la
disposition des organes à se laisser affecter de nouveau,
ne soit pas aussi complètement détruite. Il faut qu'un
certain temps passé sous l'influence des fonctions devenues régulières, ait relevé les forces générales, raffermi
l'harmonie longtemps dérangée, pour que les organes
puissent résister avec efficacité ; il faut que le temps ait

contribué aussi à effacer des dispositions vicieuses, tandis
que d'un autre côté il consolide les dispositions favorables que le traitement a fait naître. Alors la résistance
est plus facile, et les causes déterminantes, autrefois si
vivement ressenties, peuvent passer inaperçues. C'est
l'histoire de tous les agents thérapeutiques que nous
possédons ; c'est surtout l'histoire des guérisons retardées
qui, dans tous les établissements d'eaux minérales, surviennent assez souvent, quelque temps après l'interruption d'un traitement qui, pendant sa durée, semblait
rester sans action.

XVIe OBSERVATION.

Emphysème pulmonaire.

Mlle B..., âgée de 24 ans, d'un tempérament lymphatique sanguin, jouissait habituellement d'une assez
bonne santé, quand, vers l'âge de 13 ans, au milieu d'une
course rapide faite en portant un paquet de quelque poids,
elle fut subitement arrêtée par une vive oppression, accompagnée de toux et d'expectoration sanglante. L'hémoptysie, peu abondante, ne fut pas de longue durée ;
mais l'oppression se prolongea pendant quelques jours
et se compliqua de palpitations. Depuis lors survenaient,
de temps en temps, des accès de dyspnée, qu'une marche
un peu soutenue provoquait infailliblement, et qui, dans
bien des cas, retenaient la malade au lit, où elle ne pouvait

garder une position horizontale. A l'âge de 16 ans, la menstruation s'était établie sans peine. D'abord, elle n'avait rien ajouté aux troubles de la respiration ; mais, plus tard, chaque époque, tout en restant facile et régulière, avait ramené plus ou moins d'oppression.

Le 2 avril 1840, la malade se rendit à Montpellier ; elle avait peu d'embonpoint, et sa figure injectée offrait une teinte violacée sur les joues et les lèvres.

Le décubitus, impossible sur les côtés, n'était supportable sur le dos qu'à la condition que Mlle B... restât presque assise.

La percussion donnait sur toute l'étendue de la poitrine un son très-clair, égal des deux côtés. La matité de la région du cœur ne s'étendait pas au—delà de ses limites naturelles.

Le bruit vésiculaire était naturel dans tout le côté gauche de la poitrine; mais à la partie postérieure et inférieure du même côté, dans un intervalle de 5 à 6 centimètres carrés, une sorte de frôlement très-grave arrivait jusqu'à l'oreille.

Dans la partie supérieure du poumon droit, la respiration était sensiblement plus faible que du côté gauche; elle était très—difficile à percevoir en arrière, dans la moitié supérieure; dans tout le reste de cet organe, elle était totalement imperceptible. Une toux rare amenait quelques crachats, où un peu de mucosité se mêlait à beaucoup de salive. Pendant l'inspiration, les parois de la poitrine, à droite, ne se soulevaient pas sensiblement.

Les bruits du cœur étaient un peu éteints et impri-
maient un choc assez sensible à l'oreille. Le pouls, régulier, contracté, donnait de 70 à 75 pulsations par
minute.

Les autres fonctions s'accomplissaient avec régularité.

Le premier bain d'air comprimé à 36 centimètres au-
dessus de la pression atmosphérique, causa une légère
pression aux oreilles, amena une grande disposition au
sommeil et des bâillements très-fréquents. Après le troisième bain, la figure était moins injectée ; la respiration
n'était pas encore améliorée, mais le frôlement observé
à la partie postérieure du côté gauche avait disparu ;
il était remplacé par un bruit vésiculaire très-fort.
Chaque jour la malade retirait de son bain plus de liberté
dans sa respiration, plus de facilité pour supporter la
marche, pour rester allongée ; et quand, après le dixième
bain, j'examinai de nouveau sa poitrine, la respiration
s'entendait bien naturelle dans toute la partie antérieure
et supérieure du poumon droit, là où elle était d'abord
très-faible. Dans tout le reste de ce poumon, où le
bruit respiratoire était nul quelques jours auparavant,
on l'entendait avec netteté ; mais le bruit d'expiration
restait encore beaucoup moins prolongé que celui d'inspiration ; à la partie supérieure de la fosse sous-épineuse,
on entendait un peu de râle sibilant.

Les battements du cœur étaient moins voilés, ils
donnaient un choc moins marqué, et le pouls, devenu
plus souple, ne battait que 63 fois par minute. La
coloration du visage devenait de plus en plus naturelle.

Après le quinzième bain, la respiration s'entendait
naturelle partout; le cœur ne donnait plus d'impulsion,
ses battements n'étaient plus voilés; le pouls, avant le
lever de Mlle B..., n'était qu'à 56 pulsations par minute. Le décubitus était possible sur tous les côtés et
horizontalement; la malade pouvait dormir ainsi toute
la nuit, sans la moindre gêne pour la respiration. Les
forces, l'appétit étaient revenus; en un mot, la guérison
était achevée, et les séances furent suspendues après la
vingtième.

Cette guérison se maintint sans rechute, et cependant
Mlle B..., peu prudente, même pendant son séjour à
Montpellier, où, dès que sa respiration fut un peu améliorée, elle s'était mise à faire chaque jour d'assez
longues courses à pied, ne le fut pas davantage quand
elle fut rentrée chez elle. Malgré l'ancienneté de la maladie, malgré l'invasion de tout un poumon par l'emphysème, l'air comprimé avait eu, cette fois comme tant
d'autres, un succès complet; le tissu pulmonaire était
ramené à son état normal; mais, à côté de cette heureuse circonstance, il ne faut pas négliger de faire remarquer l'influence que le cœur lui-même avait éprouvée.
Le caractère voilé de ses battements, le choc qu'ils faisaient ressentir à l'oreille pendant l'auscultation, avaient
fait penser qu'il s'agissait dans ce cas d'une hypertrophie
commençante des cavités droites. C'était par elle qu'on
expliquait, et l'oppression, et la toux, et l'impossibilité
de marcher ou de garder une position allongée. Rien ne

semblait manquer au diagnostic d'une pareille maladie,
et, dans des circonstances semblables, j'ai vu plusieurs
fois le même diagnostic porté par des médecins pleins
d'expérience et de savoir. Trompés par les sensations que
la malade ressentait dans la région du cœur, égarés
par les symptômes évidents dont cet organe était le siége,
et trouvant là les bases suffisantes pour déterminer l'existence d'une lésion capable de produire les autres symptômes, ils ne considéraient plus ceux-ci que comme
secondaires, et jugeaient, sans doute, inutile d'étudier
l'état des poumons. C'était pourtant dans ces organes que
se trouvait la véritable cause de tout le mal, la véritable
lésion à laquelle il fallait porter directement remède, si
l'on voulait arriver au rétablissement de la santé.

Chez Mlle B...., l'emphysème considérable dont le
poumon droit était le siége, était un obstacle certain à
l'arrivée du sang que le ventricule droit poussait vers les
organes de la respiration. De là, on le comprend, l'engorgement des cavités droites du cœur et de tout le système veineux; de là, aussi, les bruits sourds du cœur
et le choc qu'ils communiquaient à l'oreille. Il n'était
plus nécessaire, pour les expliquer, d'admettre l'hypertrophie d'un des côtés ou de la totalité du cœur : la
présence de l'emphysème suffisait; aussi sa guérison, en
ouvrant au sang un abord plus facile dans le poumon,
fit-elle cesser, dans un bien petit nombre de jours, des
symptômes qui se fussent montrés bien autrement rebelles, s'ils se fussent trouvés sous la dépendance d'une
hypertrophie véritable.

XVIIe OBSERVATION.

Emphysème pulmonaire ; dilatation des cavités du cœur.

Madame S., de Marseille, âgée de 26 ans, d'un tempérament lymphatique sanguin, avait joui d'une bonne santé jusqu'à l'époque de son mariage. Une première grossesse eut un cours heureux et facile, et Mme S..... nourrit elle-même son enfant. Pendant l'allaitement, quelques affections morales, tristes, décidèrent à la fois des palpitations et de l'oppression. Ces symptômes, d'abord négligés, prirent une plus grande intensité et s'accrurent bien plus encore sous l'influence d'une seconde grossesse, pendant laquelle, à plusieurs reprises, Mme S...... cracha quelque peu de sang. Les moyens que l'on mit en usage contre ces divers symptômes, n'eurent qu'une action palliative bien passagère. Les couches furent heureuses ; on donna une nourrice à l'enfant ; les menstrues se rétablirent au bout de trois mois, et peu de temps après, Mme S...., encore souffrante, se rendit à Montpellier. Je ne fus appelé auprès d'elle qu'un peu plus tard.

Mme S... était alors, 15 décembre 1840, pâle, très-amaigrie, et ses forces avaient beaucoup diminué.

Le décubitus horizontal était pénible et causait chaque nuit une douleur fort incommode entre les épaules ; la moindre marche amenait de l'oppression et des palpitations.

La percussion et l'auscultation donnaient des résultats

normaux dans tout le côté gauche de la poitrine. Dans
le poumon droit, le bruit vésiculaire était, aussi, distinct
dans la partie antérieure et supérieure, depuis la clavicule jusqu'à peu près à la naissance du sein. A partir de
ce point jusqu'à la base du poumon, en avant et dans
toute l'étendue des régions latérale et postérieure, le bruit
respiratoire ne s'entendait plus, bien que la percussion
y fût très-sonore. Avec assez d'attention, on percevait
cependant, vers l'origine des premières divisions bronchiques, un bruissement sourd et très-faible.

Le matin, avant le lever de la malade, son pouls,
régulier et peu développé, était à 76 pulsations par minute. La matité de la région du cœur était un peu plus
étendue que dans l'état normal; la main, appliquée sur
cet organe, ressentait des battements un peu exagérés,
et l'oreille en éprouvait, pendant l'auscultation, un choc
assez vif qui se rapportait aux mouvements des cavités
droites, dont le bruit n'était nullement éteint; il s'entendait, sans aucun mélange de bruit pathologique, dans
toutes les régions du côté droit de la poitrine et même
en arrière du côté gauche. La marche augmentait bien
vite les palpitations, et les battements du cœur retentissaient alors jusqu'à la tête; même dans ces moments,
les bruits du cœur n'offraient aucun caractère patholo-
logique.

Les autres fonctions s'accomplissaient d'une manière
assez régulière. La menstruation était bien rétablie.

La première séance sous l'appareil à air comprimé,
eut lieu le 16 décembre. Bien que la malade, venue en

voiture à l'établissement, se fût longtemps reposée, son pouls, au début du bain, était à 78 pulsations. Mme S... éprouva un peu de pression aux oreilles, beaucoup de calme, de bien-être, une grande facilité pour respirer, beaucoup de disposition au sommeil, et, à la fin, une tendance marquée à un refroidissement général; elle n'avait pas ressenti de palpitations, et trouvait son cœur plus tranquille; le pouls était descendu à 66 pulsations par minute.

Pendant la seconde séance, les mêmes effets s'accompagnaient de bâillements fréquents, plus faciles à exécuter qu'ils ne l'étaient depuis que Mme S..... était souffrante, et qui, selon ses expressions, venaient de plus loin. A la fin, le teint était déjà moins pâle que de coutume; il avait pris un peu de fraîcheur; la respiration se faisait mieux, et les deux côtés de la poitrine se soulevaient d'une manière à peu près égale; les battements du cœur étaient plus modérés, et le pouls avait subi les mêmes variations que la veille.

Après le troisième bain, une longue inspiration était devenue plus facile. Une interruption de deux jours fut la conséquence du mauvais temps qui survint; pendant sa durée, une vive émotion détermina d'abord des palpitations et, vers deux heures de la nuit, un accès d'oppression avec des angoisses si violentes, que la malade semblait près de périr dans une sorte d'angine de poitrine.

Le lendemain, l'auscultation constatait cependant une amélioration notable dans la respiration. Le bruit vésiculaire s'entendait dans une bien plus grande étendue à la partie supérieure du poumon droit ; on le percevait aussi entre le sein et le sternum, et déja, dans la partie inférieure, on recueillait le bruit d'une grande inspiration. La crise accidentellement provoquée n'avait donc pas détruit le bien produit sur les organes de la respiration ; mais les battements du cœur donnaient une impulsion plus forte, ils avaient plus de vivacité.

Pendant la nuit qui suivit le cinquième bain, la douleur entre les épaules, que provoquait toujours le décubitus, cessa définitivement de revenir ; les palpitations se montraient encore, mais plus faibles et sans s'accompagner d'oppression ; la respiration devenait au contraire de plus en plus facile et étendue, et permettait de faire les plus grandes inspirations ; les forces générales s'étaient évidemment améliorées, le moral s'était relevé.

Après la dixième séance, le bruit vésiculaire s'entendait, bien distinct, dans toute la cavité droite de la poitrine, si ce n'est vers la base de la région latérale, où Mme S... ressentait un peu de douleur. Les battements du cœur étaient encore peu sensiblement modifiés.

Le bruit vésiculaire était entièrement rétabli dans toute l'étendue du poumon droit, après le seizième bain, et la sonorité de la poitrine était égale dans ses deux côtés.

Les bruits du cœur étaient encore un peu éclatants, mais on ne les entendait plus que dans des limites à peu près naturelles. Depuis près de huit jours, les palpitations, auparavant constantes à se reproduire pendant la nuit , n'étaient pas revenues. Le pouls, souple, régulier, était ordinairement à 68 pulsations.

Mme S... ne prit qne dix-sept bains; elle ne quitta Montpellier qu'assez longtemps après, et l'amélioration de sa respiration s'était toujours maintenue. L'augmentation de son appétit, ses digestions régulières avaient accru les forces et l'embonpoint; en un mot, la santé s'était complètement rétablie, sauf de légères palpitations qui se montraient encore quand la marche était trop rapide ou que Mme S... éprouvait quelque émotion. Au reste, elles étaient beaucoup moins vives et bien moins prolongées qu'autrefois; mais elles indiquaient toujours que le commencement de dilatation dont les cavités droites du cœur étaient atteintes depuis quelques années, n'avait pas disparu. Le temps ne détruisit pas les bons effets qu'on avait retirés de l'usage de l'air comprimé.

C'est à dessein que j'ai placé cette observation à côté de celle de Mlle B...; elles se lient l'une à l'autre par la double existence de l'emphysème et d'une altération dans les fonctions du cœur; seulement, chez Mlle B..., les palpitations étant la suite évidente d'une lésion des poumons et de la respiration, elles disparurent avec ces états pathologiques. Il ne pouvait pas en être absolument de même chez Mme S...; ses souvenirs assignaient la même époque à l'origine des palpitations et de la dyspnée; et si, malgré cela, on croyait pouvoir encore admettre entre elles la même succession que chez Mlle B..., les proportions prises par la lésion du cœur chez Mme S... ne

permettaient pas d'attendre , dans ces deux exemples , de
l'emploi du bain d'air comprimé , des effets également
rapides et complets. Aussi , dans le second cas , bien que
la lésion des poumons et de la respiration se fût rapidement
et complètement dissipée , les palpitations s'étaient seulement considérablement amendées , et les symptômes de
la lésion du cœur indiquaient qu'il n'existait encore que
quelques heureuses modifications. Cela n'était certainement pas une guérison ; mais il n'en fallait pas davantage , ce me semble , pour faire pressentir que , dans un
état aussi peu avancé que celui de Mme S... , une plus
longue durée de l'emploi du bain d'air comprimé aurait
pu tout guérir. L'avantage de ce traitement sur celui que
constitueraient un régime sévère , des saignés répétées ,
n'a pas besoin que je cherche à le faire ressortir ; il suffit , pour qu'on l'apprécie , de rappeler le bon état des
forces générales , l'augmentation d'embonpoint, observés
chez Mme S... , en même temps que la guérison de l'emphysème , des palpitations , et l'amélioration de l'état du
cœur.

XVIIIe OBSERVATION.

Emphysème pulmonaire.

Mme G... , âgée de 59 ans , née d'un père goutteux
et d'une mère qui avait succombé à l'opération de la taille,
avait elle-même souffert une atteinte goutteuse. Bientôt
après , elle avait été opérée d'un polype à l'utérus ; une
hémorrhagie abondante était survenue après l'opéra-

tion, et, depuis lors, les règles avaient cessé de se montrer.

Vers l'année 1835, Mme G... avait commencé à se plaindre d'un peu de dyspnée; et, à partir de cette époque, pendant toute la durée de la belle saison, elle ne ressentait qu'une oppression légère, facilement augmentée par une marche un peu rapide ou ascendante. Mais, dès que l'hiver arrivait, il ramenait des accès d'asthme qui, pendant toute sa durée, se succédaient presque sans aucune interruption.

Ces accès débutaient toujours par un piccotement fort incommode fixé sur la conjonctive, la pituitaire et la membrane muqueuse de l'arrière-gorge; il en résultait un écoulement abondant de larmes, des éternuements fréquents et de l'enrouement. Peu à peu l'oppression se manifestait, devenait de plus en plus vive; la respiration se faisait avec un sifflement qu'on pouvait entendre à quelque distance de la malade, et la toux entraînait une expectoration, d'abord glaireuse et filante, mêlée plus tard d'une certaine quantité de matière muqueuse épaisse et jaunâtre. Dans ces moments, le décubitus horizontal, difficile à garder dans tous les sens, était surtout fatigant et impossible sur le côté gauche.

Le 26 mai 1843, Mme G...., arrivée la veille à Montpellier, éprouvait un peu d'oppression; sa respiration était courte; sa toux, assez fréquente amenait, le matin surtout, quelques matières muqueuses; l'amaigrissement était considérable.

La percussion donnait une sonorité normale dans toute

la moitié supérieure des deux côtés de la poitrine. A gauche, dans la moitié inférieure et latérale, à droite, dans la même région, mais dans un espace moins étendu, elle était plus sonore que dans l'état normal.

L'auscultation faisait entendre, à droite, un bruit d'inspiration prompt, court, un peu rude, sans aucune espèce de râle; le bruit expiratoire qui lui succédait était si faible qu'on l'entendait à peine; il s'éteignait aussi très-promptement, ce qui faisait qu'un très-long intervalle semblait séparer chaque inspiration l'une de l'autre. Ces phénomènes se retrouvaient dans tout le poumon droit, si ce n'est vers le tiers inférieur de sa portion latérale, où le bruit vésiculaire était tout à fait éteint. Le poumon gauche offrait les mêmes particularités d'inspiration rapide et d'expiration à peine perceptible dans tous les points de cet organe, sauf dans sa moitié inférieure et latérale. Là, comme dans les points correspondants, à droite, tout bruit respiratoire était éteint.

Les battements du cœur avaient leur impulsion ordinaire, mais ils paraissaient donner un bruit un peu sourd ou plus obscur que dans l'état normal. Le pouls, petit, concentré, était régulier, et donnait 76 pulsations par minute.

Le décubitus horizontal, toujours difficile, était absolument impossible sur le côté gauche. Les principales fonctions étaient à l'état normal.

Les bains d'air comprimé furent supportés sans qu'il en résultât aucune sensation particulière; le quatrième avait déjà rendu la toux beaucoup plus rare; la malade trouvait sa respiration plus libre , l'inspiration était plus longue ; le décubitus horizontal était supporté pour quelque temps , même sur le côté gauche.

La nuit qui suivit le septième bain fut très-calme, quoique Mme G... l'eût passée en restant presque toujours couchée sur le côté gauche.

A droite, l'auscultation faisait alors entendre distinctement le bruit expiratoire , mais le bruit d'inspiration se prononçait encore hors de toute proportion avec lui. Le même changement se remarquait dans le poumon gauche, et, de l'un et l'autre côté, dans les points où la respiration ne s'entendait pas du tout dans le principe du traitement, on commençait à percevoir assez nettement les deux temps de la respiration.

Après la seizième séance , la malade passa toute la nuit couchée sur le côté gauche et sans que la moindre oppression vînt troubler son sommeil. La marche était aussi devenue très-facile, et une longue inspiration s'opérait avec tant de facilité, que Mme G.... disait, à cause de cela, que sa poitrine s'était agrandie.

La respiration était parfaitement rétablie dans toute l'étendue des deux poumons , après la douzième séance. Ses bruits étaient égaux entre eux , dans un rapport bien naturel quant à leur intensité réciproque ; seulement ils restaient encore un peu faibles dans les portions des régions latérales, où pendant quelque temps on ne les avait pas du tout entendus. Le pouls, moins serré , plus libre , était à 66 pulsations par minute , et depuis quelques jours il survenait, pendant la durée des séances , une tendance marquée au refroidissement. Quelques-unes furent encore consacrées à consolider cette guérison, et, après la dix-huitième, Mme G... repartit, pouvant, sans oppression, marcher vite, monter rapidement un escalier, coucher horizontalement et sur tous les côtés, ne toussant plus ; en un mot, ayant repris une bonne santé qu'elle avait perdue depuis bien longtemps, et qu'attestait alors le retour des forces et d'un embonpoint bien marqué.

Cette guérison s'est bien maintenue. Elle mérite, sous ce rapport, une attention toute particulière ; car il ne faut pas oublier que chez Mme G...., l'emphysème s'était déclaré, sans doute, sous l'influence d'une cause diathésique héréditaire et très-prononcée chez elle. Une circonstance particulière pouvait encore donner à la dilatation permanente des vésicules pulmonaires un plus grand caractère de gravité et la rendre plus persistante. C'était la coïncidence de la première extension sérieuse qu'elle avait prise, avec la cessation définitive du flux menstruel. Malgré toutes ces complications fâcheuses, on a vu que la guérison s'établit sans difficulté, sans secousses d'aucun genre. Le bien s'était prononcé d'une manière graduelle, son développement avait été croissant sans éprouver aucune interruption, et, je l'ai fait remarquer, Mme G... n'avait jamais éprouvé dans le bain d'air comprimé, de sensation notable, si ce n'est vers les derniers qu'elle prit, où elle ressentit quelque disposition à se refroidir. C'était, sans doute, la suite du calme que la circulation retrouvait sous cette influence, puisque à la même époque le pouls avait diminué de 10 pulsations par minute.

XIXe OBSERVATION.

Emphysème pulmonaire.

Monsieur L..., avocat distingué de Marseille, d'un tempérament bilioso-nerveux, d'une constitution robuste, avait toujours joui d'une bonne santé, malgré les fatigues de beaucoup de travail de cabinet, de nombreuses plaidoiries et d'un vie très-répandue. Il n'existait chez lui aucune disposition diathésique acquise ou héréditaire. Par les temps les plus froids, M. L... ne craignait pas de rester exposé à l'air en ôtant son habit, tandis que son corps était en sueur; et souvent, dans ces moments d'excitation si active de la peau et de ses fonctions, il se livrait à des lotions générales avec de l'eau froide.

Au printemps de 1840, s'étant brusquement exposé à un air humide, M. L... ressentit le lendemain, après une vive sensation de froid le long du dos, un fort resserrement à la gorge, accompagné d'une respiration sifflante et d'une vive oppression; la fièvre accompagnait cet état. Deux saignées furent pratiquées, et bientôt le calme reparut.

Au printemps suivant, une atteinte semblable céda encore aux mêmes moyens; mais, depuis lors, il survenait fréquemment de la toux sans expectoration notable, de

l'oppression avec sifflement de la respiration. M. L....
éprouvait de la peine à marcher, il lui était impossible
de rester couché sur le dos, et sa poitrine ne pouvait plus
supporter la fatigue de la moindre plaidoirie. Dans cet
état, M. L..... reçut de MM. Cauvière et Martin,
savants professeurs de l'Ecole de médecine de Marseille,
l'avis de recourir aux bains d'air comprimé, et se rendit
immédiatement à Montpellier. Le 27 juillet 1842, je
l'observai pour la première fois.

Malgré la chaleur excessive de la saison, le malade
était au lit, obligé de garder, avec deux gilets de flanelle,
plusieurs couvertures très-chaudes. Ce besoin, si opposé
au goût et aux anciennes habitudes de M. L..., se faisait sentir depuis que sa maladie s'était aggravée. Cependant, la figure n'indiquait pas de grandes souffrances,
et l'état général était calme. Il n'y avait en ce moment
ni toux, ni oppression très-fatigante; mais la voix était
très-cassée.

Dans tous les points où elle est ordinairement sonore
à la percussion, la poitrine donnait un son beaucoup plus
clair que dans l'état normal.

Dans tout le côté gauche, le bruit vésiculaire était
transformé en une sorte de bourdonnement continu, au
milieu duquel on ne distinguait les deux temps d'inspiration et d'expiration, que dans une respiration fortement
prolongée; alors aussi, le premier était beaucoup plus
distinct que le second.

A droite, la respiration s'entendait faiblement dans le
tiers supérieur du poumon; elle était tout à fait éteinte

1.   11

dans les deux tiers inférieurs. Soit à droite soit à gauche, on n'entendait, alors, aucune espèce de râle.

Les battements du cœur étaient naturels et réguliers, mais ils paraissaient un peu obscurs; le pouls, assez souple et régulier, était à 60 pulsations par minute.

Le lendemain de la seconde séance, après une nuit calme et dans laquelle M. L... avait, moins que de coutume, éprouvé le long du dos la sensation d'un refroidissement pénible, son pouls n'était qu'à 54 pulsations et l'auscultation constatait, dans les deux tiers inférieurs du poumon droit, non pas le bruit naturel de l'expansion vésiculaire, mais un bourdonnement continu, au milieu duquel la respiration ne faisait entendre les deux bruits qui la composent, que quand elle était longuement et fortement accomplie; c'était ce qui se passait à gauche avant l'emploi de l'air comprimé. Dans ce dernier côté, le bourdonnement avait, alors, fait place aux bruits d'inspiration et d'expiration.

Après la troisième séance, la nuit fut calme et se passa sans frissons. Dans le poumon droit, on n'entendait plus en avant que le bruit vésiculaire naturel; le bourdonnement avait cessé, si ce n'est pourtant par côté et en arrière.

Après la nuit qui suivit le quatrième bain, le pouls, toujours régulier et souple, n'était plus qu'à 48 pulsations par minute. M. L... se trouvait mieux, plus dispos, plus gai, et cependant il ne pouvait encore s'expliquer à lui-même en quoi consistait ce mieux; son appétit était augmenté et ses digestions très-bonnes.

Après la sixième séance, M. L... n'éprouvait plus le besoin d'avoir sur lui, pendant la nuit, des couvertures aussi chaudes; il sentait manifestement plus de force dans sa poitrine, plus de puissance dans la voix, et n'aurait pas craint, comme avant son traitement, de se livrer à une conversation longuement animée ou aux efforts d'une plaidoirie chaleureuse. Ce ne fut pourtant qu'après la dixième séance que la respiration eut retrouvé partout son caractère naturel, c'est-à-dire, qu'alors seulement elle se manifesta par un bruit vésiculaire distinct en bruits d'inspiration et d'expiration. Le pouls s'était toujours maintenu souple, régulier, et à 48 pulsations par minute. Dès ce moment, chaque jour amenait une augmentation du bien-être général que ressentait M. L... ; son appétit s'était considérablement augmenté; ses digestions, libres et faciles, avaient contribué au développement des forces, et sa santé ne laissait plus rien à désirer, quand le traitement se termina par la quinzième séance, faisant ainsi succéder, rapidement et sans convalescence, le rétablissement le plus complet à la maladie grave qui affectait les organes de l'une des plus importantes fonctions de l'économie. En effet, la guérison se maintint pendant dix-huit mois, sans qu'elle fût troublée le moins du monde, par la vie active qu'avait reprise M. L..., et surtout par les fatigues inséparables d'une charge d'avocat remplie avec beaucoup de distinction et de dévouement. Mais, au bout de ce temps, une grave imprudence qui aurait pu amener les suites les plus fâcheuses, fut heureusement et rapidement enrayée dans ses effets, par les habiles conseils des médecins que j'ai déjà nommés, et ne servit qu'à montrer la solidité du rétablissement des organes pulmonaires. A la suite d'une pluie abondante reçue pendant une longue marche, M. L.... avait gardé, pendant toute la journée, ses habits complètement mouillés, et était revenu le soir, de la campagne à Marseille, à pied, par une pluie torrentielle. Une bronchite aiguë des plus intenses en fut la conséquence, et dut être attaquée par un traitement énergique.

Au milieu de sa convalescence, M. L. reçut de nouveau, de ses médecins, le conseil de se soumettre à l'action de l'air comprimé; il revint à Montpellier, et quelques bains suffirent pour le délivrer de ce qui lui restait encore d'enrouement et de faiblesse de poitrine. Au reste, l'auscultation la plus attentive n'avait pu constater qu'un affaiblissement marqué dans le bruit vésiculaire des deux poumons. Aucune des modifications pathologiques qu'il avait offertes d'abord, ne se présentait, et cette faiblesse était parfaitement en harmonie avec l'état de convalescence et de diminution des forces générales que la maladie et le traitement fait à Marseille avaient amenés.

L'emphysème pulmonaire, chez M. L., ne paraissait se rattacher à aucune de ces causes diathésiques qui auraient pu lui donner une ténacité plus grande, une résistance plus prolongée au traitement qu'on lui opposait. Mais en revanche, il devait puiser plus de gravité dans l'influence des habitudes peu hygiéniques de M. L. et surtout dans les fatigues, les efforts considérables

que sa poitrine avait eu à supporter à cause de sa profession. On a vu, cependant, avec quelle facilité l'air
comprimé avait dissipé l'état de distension permanente
des vésicules pulmonaires dans la plus grande partie des
points qu'elle avait envahis. Dans un seul point du poumon droit, cet état pathologique avait résisté jusqu'au
dixième bain ; il est vrai que là, la respiration avait
été complètement éteinte, et, sans doute, il faut en conclure que la distension vésiculaire y était arrivée au plus
haut degré d'intensité. Au reste, qu'est-ce que dix bains
d'air comprimé, ou si l'on veut vingt heures d'exposition à une pression plus élevée de 30 centimètres que
celle de l'atmosphère, pour dissiper un état morbide qui,
lentement préparé pendant bien des années, s'était enfin
établi sous l'influence de causes si capables d'affaiblir
directement les organes où le mal avait son siége ? Encore même, faut-il observer que ce nombre de séances
n'avait été nécessaire que pour dégager le point le plus
gravement malade ; car, si l'on entre dans les détails
des effets observés, il avait suffi de deux séances pour
effacer toute trace d'emphysème dans le poumon gauche,
qui se trouva ainsi complètement ramené à son état naturel, et, dès la troisième séance, cet état morbide avait
disparu en grande partie des points du poumon droit,
qu'il avait envahi avec plus d'énergie. Enfin, malgré ce
qu'il restait encore de cette lésion après la sixième séance,
les organes de la respiration et de la voix avaient déjà
retrouvé tant de force et de puissance, que M. L. se
sentait capable d'efforts qu'il n'eût pas osé faire quelques jours auparavant.

Si l'on se rappelle les diverses particularités de cette observation, on a dû remarquer que le poumon gauche offrait, dans toute son étendue, au lieu du bruit produit par la respiration dans l'état ordinaire, au lieu du bruit vésiculaire, une sorte de bourdonnement continu, et que, guéri le premier, il avait fait entendre immédiatement, à la place de ce bourdonnement, le souffle vésiculaire dans toute sa pureté. Le poumon droit, au contraire, dans une grande partie de son tissu vésiculaire, ne donnait au stéthoscope aucun bruit, aucun vestige du murmure respiratoire. Après quelques bains d'air comprimé, quand déjà le malade avait la conscience d'une respiration plus libre, plus étendue, le bruit de bourdonnement se montra le premier, là où d'abord on n'entendait rien, et bientôt après il fit place lui-même au bruit vésiculaire normal. Ce passage, de l'absence de tout bruit, au bourdonnement, de celui-ci à la respiration normale, cette succession que j'ai retrouvée d'autres fois, me porta, dès-lors, à penser que ce bourdonnement était un signe d'emphysème à son début, comme le silence absolu indiquait l'emphysème à son apogée. Ainsi, dans le traitement de ce dernier état pathologique, lorsque l'absence de tout bruit respiratoire serait remplacée par le bourdonnement, celui-ci jouerait, dans ces circonstances, le même rôle que le *râle crépitant de retour* dans la pneumonie, et, comme lui, il indiquerait une marche vers la guérison. Pour que cette idée ne fût pas contestable, il faudrait peut-être, que d'un côté, le bourdonnement précédât toujours l'extinction du bruit vésiculaire dans la

formation de l'emphysème, et de l'autre, que le passage
du silence au bourdonnement, et de ce dernier au bruit
vésiculaire, se rencontrât dans tous les cas de cette maladie marchant vers leur guérison. Or, l'observation ne
prouve pas que cette succession soit constante. Il est
vrai que dans la formation de l'emphysème, son apparition
brusque, rapide, pourrait souvent expliquer l'extinction
subite et complète des bruits de la respiration, et que les
guérisons presque instantanées que nous observons parfois sous l'action de l'air comprimé, seraient tout aussi
propres à rendre raison d'un rétablissement absolu et
sans degrés successifs, des fonctions pulmonaires. Nous
savons si peu de choses positives sur le mode de formation
de l'emphysème, sur l'action des causes qui le produisent,
et, s'il faut l'ajouter, sur la manière dont l'air comprimé
le guérit, que toutes ces suppositions peuvent bien être
admises quand elles s'appuient d'ailleurs sur un certain
nombre de faits, et, en attendant que d'autres observations viennent apporter de plus grandes lumières, il m'a
paru de quelque utilité d'arrêter un instant l'attention
sur ces particularités des bruit observés pendant les
divers degrés de l'emphysème.

XXe OBSERVATION.

Asthme ; emphysème pulmonaire.

Monsieur L..., de Brignolles, âgé de 34 ans, d'un
tempérament nerveux, d'une forte constitution, jouissait

habituellement d'une bonne santé, jusqu'à l'époque où, après avoir couché pendant deux années dans un lieu humide, il avait ressenti des douleurs au bras droit et quelques accès d'oppression assez éloignés pour ne pas s'en préoccuper beaucoup. Ces accès survenaient ordinairement la nuit; ils étaient de courte durée et ne s'opposaient en aucune manière aux travaux du malade. Cet état se soutint depuis 1833 jusqu'en 1842.

A cette dernière époque, à cause des douleurs qui se faisaient sentir jusque dans les épaules, on avait cru devoir conseiller les eaux sulfureuses. Les douleurs disparurent, mais il survint des attaques d'oppression plus rapprochées, beaucoup plus violentes, et depuis lors, jusqu'au moment où je vis M. L..., pendant plus de deux années il ne lui avait pas été possible de se coucher. Il avait passé toutes ses nuits sur une chaise, enveloppé d'un vêtement complet en peaux de mouton garnies de toute leur laine. Les attaques débutaient ordinairement par des coryzas; peu à peu l'irritation descendait vers les bronches, l'oppression habituelle s'aggravait, la respiration devenait sifflante, et la toux, qui dans le principe était sèche, s'accompagnait, à la fin, d'une expectoration muqueuse mêlée de beaucoup d'air.

M. L... arriva à Montpellier dans un des courts intervalles qui séparaient les accès d'oppression. Alors, la respiration paraissait assez calme; cependant, la marche un peu hâtée ou sur un plan incliné, causait promptement de l'oppression. Non-seulement le coucher en supination était impossible à supporter, mais, si

M. L...., assis sur une chaise, venait à incliner le dossier
de son siége, de manière à se renverser légèrement en
arrière, il n'aurait pas conservé cette position pendant
quelques instants, sans s'exposer à un violent accès d'oppression. La physionomie du malade exprimait la souffrance ; ses forces étaient sans doute paralysées par
l'oppression, quand celle-ci se manifestait, mais elles
paraissaient en bon état dans les moments de calme.

La sonorité de la poitrine était partout exagérée.

L'auscultation faisait entendre, des deux côtés du thorax, sous chaque clavicule, un bruit d'inspiration peu
prolongé, difficile à percevoir, et qui finissait par se confondre avec une sorte de bourdonnement continu, qui,
dans tout le reste de l'étendue de la poitrine et des deux
côtés, remplaçait complètement les bruits respiratoires.
Ce bourdonnement, plus sonore que je ne l'eusse jamais
entendu, était très-marqué des deux côtés, vers la partie
inférieure latérale et un peu antérieure ; mais il se prononçait encore plus fortement à la partie postérieure, vers
le milieu de l'étendue de la poitrine ; il semblait s'y produire dans les grosses divisions bronchiques et se rappro-
chait du souffle tubaire, en offrant pourtant plus de sonorité. Il n'y avait nulle part aucune espèce de râle. Les
battements du cœur étaient un peu voilés ; le pouls, régulier, peu développé, était à 65 pulsations par minute.

La première séance sous l'appareil médico-pneumatique de M. Tabarié eut lieu le 12 mars 1845. La respiration y fut libre, mais il ne survint aucune sensation
particulière.

Sous l'influence des premiers bains, une longue inspiration devenait peu à peu plus facile, mais la marche ramenait encore bien vite l'oppression. Après le quatrième, le malade trouvait déjà sa poitrine sensiblement dégagée ; le bruit qu'elle rendait à la percussion n'était pas encore changé, mais l'auscultation ne faisait plus entendre de bourdonnement continu ; partout le bruit de l'inspiration était rétabli et très-distinct, mais nulle part on n'entendait encore celui de l'expiration. Les battements du cœur semblaient moins éteints ; le pouls, plus développé, souple et régulier, ne battait plus que 54 fois par minute.

Le bruit de l'expiration commençait à se rétablir après la dixième séance, mais seulement dans les parties supérieures des deux poumons, où il était encore très-faible et peu prolongé ; partout ailleurs il manquait tout à fait. Le malade éprouvait une grande disposition à bâiller, et ses bâillements étaient faciles à exécuter. Le pouls restait le même pour tous ses caractères.

Après la douzième séance, le malade se rendait compte d'une grande amélioration ; il trouvait sa respiration plus longue, plus forte, plus facile. Il pouvait, sans en éprouver la moindre oppression, rester une heure entière complètement allongé sur un sopha ; et, dès le seizième bain, le bruit expiratoire se trouvait rétabli dans toute l'étendue des poumons : ainsi, sauf un peu plus d'intensité, que le second temps du bruit vésiculaire laissait encore à désirer dans quelques points de la base des deux poumons, la respiration se trouvait ramenée à son état normal. Le pouls, toujours souple et régulier, restait à 54 pulsations par minute.

Une légère atteinte d'oppression survint le 29 mars, après le bain, sans cause appréciable, et se prolongea jusqu'au 31. Le 30, il n'y avait pas eu de séance, celle du jour suivant ramena un calme complet. Cette fois, dans le moment de l'accès, le malade avait pu s'allonger sans augmenter ses souffrances, tandis qu'autrefois il était toujours obligé de rester non-seulement assis, mais courbé en avant.

Après le dix-septième bain, les choses s'étaient si bien améliorées, la confiance que M. L... prenait dans le rétablissement de sa respiration était si grande, qu'il essaya de se coucher dans son lit, où il dormit paisiblement jusqu'à cinq heures du matin. De ce moment, M. L... vit, chaque jour, son rétablissement se confirmer de plus en plus, par le retour de l'accomplissement régulier de toutes les principales fonctions, et par l'augmentation rapide de ses forces. Diverses causes qui naguère développaient chez lui de violents accès d'oppression, survinrent pendant les derniers jours du traitement ; leur influence resta tout à fait nulle, et ne servit qu'à faire mieux apprécier la réalité de la guérison.

Il eût été difficile de l'obtenir par un autre moyen, plus promptement que par l'air comprimé. Il y avait pourtant, dans cette observation, deux circonstances qui pouvaient bien contribuer à rendre la maladie plus tenace. C'était, d'un côté, son ancienneté et son extension à tout le tissu vésiculaire des poumons ; de l'autre,

l'existence d'une affection rhumatismale qui , en se
déplaçant des muscles des épaules , semblait s'être fixée
sur les poumons , et devoir ainsi donner à la maladie qui
les avait déjà envahis , une gravité nouvelle. C'était probablement à cette complication qu'était due la persistance presque constante des attaques , durant les deux
années consécutives que M. L... avait passées sans qu'il
lui eût été possible de se mettre au lit ; et si le transport
métastatique de cette affection sur le tissu emphyséma-
mateux eût ajouté à cette maladie autant de gravité ,
autant de difficulté à guérir , qu'elle en donne aux maladies du cœur , combien n'eût-il pas été à craindre que
l'air comprimé n'échouât ?

Une circonstance remarquable dans cette observation,
est l'arrivée d'une gêne sensible dans la respiration, sans
qu'aucune cause apparente l'ait provoquée. J'ai signalé
cet accident après le seizième bain , quand déjà la respiration était partout bien rétablie. Il se renouvela plusieurs fois encore pendant la durée du traitement, qui se
composa de 26 bains , et chaque fois la cause en restait
cachée. Ce n'était pas le premier malade chez lequel un
effet semblable se manifestait , et chaque fois j'avais pu
remarquer d'importantes différences entre les caractères
de l'oppression qui survenait alors , et ceux qui se liaient
à la gêne de la respiration ressentie par les malades avant
leur traitement. Contrairement à ce qui se passait pour
celle-ci , le mouvement n'augmentait pas , d'une manière sensible , la dyspnée survenue pendant l'emploi de
l'air comprimé ; le malade pouvait alors garder une

position horizontale; une longue inspiration lui était très-facile, et l'interruption momentanée du bain d'air mettait un terme à cette gêne de la respiration. Du reste, elle était toujours de courte durée, et ne laissait jamais à sa suite la plus légère altération dans le bien que l'état physique du poumon avait déjà retiré du bain d'air. Le malade lui-même avait en général conscience de la distance qui séparait ces deux modes d'oppression; il s'en rendait compte, et, le premier, il avait soin d'observer que ce nouvel état de malaise n'était nullement son ancienne maladie. Je dois, en outre, ajouter que je n'ai guère constaté cet effet, que lorsque le traitement était déjà avancé et la respiration à peu près ou complètement rétablie partout, à tel point que, pour quelques malades, je n'ai pas eu besoin de faire reprendre l'usage de l'air comprimé, interrompu pour ce motif.

Je ne suis pas éloigné de penser, d'après toutes ces considérations, que la gêne qui survient alors dans la respiration n'est qu'un peu d'excitation pulmonaire produite par l'emploi trop prolongé ou trop continu du remède. Son action tonique, liée à une oxygénation plus complète du sang, pourrait bien être la cause de cet effet. Un sang plus normal est comme un stimulant nouveau auquel il faut que les organes s'habituent, et l'on comprend que chez quelques sujets irritables ou doués d'une plus grande sensibilité, les premiers temps passés sous cette action plus énergique puissent s'accompagner d'une légère surexcitation. Il est naturel que les poumons s'en ressentent les premiers, et c'est surtout chez eux qu'elle peut prendre alors un caractère de gêne par l'activité même imprimée à leurs fonctions. Chez l'estomac elle se traduit par cette augmentation d'appétit que j'ai si souvent rencontrée chez nos malades ; dans tout le système, par le sentiment d'une augmentation des forces générales dont les malades se louent de si bonne heure, et qui contribue tant chez chacun d'eux à l'absence des convalescences. Ces retours d'une oppression momentanée ne sont donc tout au plus qu'une légère exagération dans les effets de l'air comprimé, comme on la voit survenir tant de fois à la suite de l'emploi persévérant de tout autre remède. L'on ne doit pas être surpris qu'elle tombe d'elle-même, par le seul abandon de l'air comprimé, et qu'elle se lie en définitive à des guérisons complètes et durables, comme l'a été celle de M. L...

XXIe OBSERVATION.

Asthme; emphysème pulmonaire.

Monsieur T... teinturier à Marseille, âgé de 50 ans, était depuis sept années atteint d'accès d'asthme, d'abord fort prolongés, mais éloignés, et qui en devenant beaucoup plus courts s'étaient aussi tellement rapprochés, qu'il ne se passait pas de semaine sans que M. T... n'eût pendant deux ou trois jours une violente crise.

Je le vis pour la première fois à Marseille, le 28 mai 1844 ; et pendant l'accès dont j'ai été témoin, le malade avait déjà passé la nuit sans pouvoir se coucher; il était assis, le corps incliné en avant et le front appuyé sur le dossier d'une chaise placée devant lui ; sa figure, injectée et d'une teinte violette, exprimait la plus grande anxiété; ses traits étaient contractés par la souffrance. La respiration était courte, fréquente, accompagnée de sifflement; l'inspiration semblait ne s'accomplir qu'aux prix de grands efforts musculaires ; la percussion, partout plus sonore que dans l'état naturel, l'était plus encore à gauche qu'à droite.

Dans le tiers supérieur du poumon droit, l'auscultation faisait entendre un bruit vésiculaire faiblement prononcé et mêlé de râle sibilant; on n'entendait plus que ce dernier, sans aucune trace de bruit respiratoire, dans le reste de l'étendue de cet organe. Dans tout le poumon gauche, on n'entendait aussi que du râle sibilant.

La toux, rare dans ce moment, n'amenait qu'une expectoration mousseuse; l'une et, l'autre s'augmentaient ordinairement à la fin des accès, et pendant la durée de ceux-ci, une compression douloureuse régnait sur tout le pourtour de la base du thorax.

Les battements du cœur étaient voilés; le pouls, petit, régulier, donnait 108 pulsations par minute.

Dans cet état, le moindre mouvement était pénible ; il causait un redoublement d'oppression, et le malade ne pouvait pas même se permettre de faire quelques pas dans sa chambre.

Arrivé à Montpellier le 8 juin, M. T... avait encore de l'oppression et sa respiration était sifflante. Sauf la partie supérieure du poumon droit, où le bruit vésiculaire se faisait entendre, on ne constatait dans toute l'étendue des deux cavités thoraciques que du râle si-bilant.

La première séance sous l'appareil médico-pneuma-tique se marqua par un peu de pression aux oreilles, bientôt par une élévation sensible de la chaleur générale, plus tard par plus de facilité à respirer, et vers la fin par une sensation de froid.

Dans la soirée qui suivit la seconde séance, tous les signes d'une attaque imminente se manifestèrent, et cependant la nuit se passa sans autre chose que beaucoup d'appréhension de la part du malade et un léger sentiment de gêne dans la respiration.

La troisième séance avait fait cesser le râle sibilant dans toute la poitrine ; le bruit vésiculaire s'entendait très-faiblement dans tout le poumon droit ; il était encore tout à fait éteint dans le gauche. La percussion donnait partout un son très-clair ; M. T... respirait plus libre-ment qu'il ne l'avait fait depuis longtemps ; son pouls, plus libre, plus développé, n'était qu'à 72 pulsations par minute ; sa figure était calme, son teint plus naturel.

Le quatrième bain avait encore augmenté la liberté de la respiration, et avec elle la confiance du malade dans une guérison que le retour, déjà bien prononcé de ses forces, lui montrait comme très-prochaine. Son pouls, toujours régulier, devenait plus souple, plus développé, et ne battait plus que 66 fois par minute. Le sommeil était tranquille, la physionomie sereine.

Le jour de la septième séance correspondait au terme

de l'intervalle qui séparait ordinairement les accès d'asthme. Il survint le soir un peu de resserrement à la base de la poitrine ; cependant le malade put rester toute la nuit dans son lit. Le lendemain, la respiration était un peu sifflante ; on entendait çà et là, des deux côtés de la poitrine, quelques bruits isolés de râle sibilant. Le pouls, resté souple et régulier, assez développé, ne dépassait pas 70 pulsations par minute.

Après le dixième bain la respiration gagnait en étendue et le ralentissement de la circulation s'accordait avec ce résultat ; le pouls était descendu à 60 pulsations.

Les menaces d'accès se reproduisirent encore après la douzième séance, mais elles furent plus légères. Le malade put se coucher, il passa une nuit très-calme, et le lendemain on n'entendait pas la moindre trace de râle sibilant, tandis que le bruit vésiculaire s'entendait dans toute l'étendue des deux poumons. Le pouls avait conservé son calme, sa souplesse, sa régularité, et restait à 60 pulsations. M. T... se réjouissait de sa respiration libre et facile et de l'augmentation constante de ses forces.

Une vive émotion morale vint causer de l'oppression après la dix-huitième séance ; elle fut plus forte que l'atteinte précédente, mais pendant sa durée, M. T... pouvait fort aisément faire une longue inspiration. Le lendemain au matin, après une nuit assez tranquille, le calme était rétabli. L'amélioration de la respiration, dont les bruits avaient pris plus de force et d'intensité, s'était encore augmentée après la vingt et unième séance; alors le pouls, restant toujours libre et régulier, ne battait plus que 54 fois par minute ; il se maintint à ce point jusqu'à la fin du traitement, pour lequel le nombre des séances fut porté jusqu'à 27. Alors la respiration était parfaitement libre ; une longue inspiration s'accomplissait très-facilement ; la percussion était moins sonore ; l'auscultation ne rencontrait dans toute l'étendue de la poitrine que le bruit vésiculaire ; les battements du cœur n'étaient plus voilés ; la marche était bien supportée ; le décubitus était possible dans tous les sens; et les forces, dans le meilleur état où elles eussent été depuis long-temps, confirmaient le retour d'une bonne santé.

Cependant, le lendemain de la vingt-septième séance, il survint de l'oppression ; légère d'abord, elle s'accrut assez sous l'influence d'un orage qui la fit se prolonger durant la nuit. Le lendemain elle avait cessé.

L'état dans lequel était M. T...., quand il vint se soumettre à l'action du bain d'air comprimé, avait résisté depuis bien des années, avec une opiniâtreté désespérante, aux traitements les plus sagement dirigés. On a vu avec quelle facilité l'air comprimé avait, au contraire, calmé tous les accidents, ou, pour mieux dire, comment en enlevant, dès les trois ou quatre premières séances, les fâcheuses dispositions physiques des poumons, il avait heureusement modifié leurs fonctions, apporté du calme dans celles du cœur, et mis un terme au retour des accès.

Dans le cours du traitement, quelques atteintes d'oppression légère et de peu de durée, vinrent un instant troubler le bien-être du malade ; mais dans les cas où elles furent le plus vivement prononcées, on a vu qu'elles avaient été provoquées par quelque vive émotion ou par l'arrivée d'un orage. Elles furent même alors passagères comme leur cause, et il y avait si loin de leur intensité à ce qu'étaient les anciens accès d'asthme ; elles s'en distinguaient si bien par les différences que j'ai déjà signalées à propos de l'observation précédente ; il serait du reste si peu raisonnable de penser qu'un traitement capable de guérir, au bout d'un mois, un asthme qui depuis sept années laissait à peine quelques jours d'intervalle entre ses accès, pût aussi mettre le malade complètement à l'abri de l'oppression qu'une cause extérieure peut déterminer, que je ne puis regarder une dyspnée passagère comme le plus faible argument contre la réalité de la guérison obtenue par l'air comprimé.

Les cas du genre de celui que je viens de rapporter, rentrent d'ailleurs dans la classe de ceux où j'ai fait observer que la rupture des cloisons d'un certain nombre de vésicules pulmonaires pouvait avoir donné lieu à la formation de petites cavités, bien capables de favoriser l'action de causes éventuelles d'oppression, quand elles-mêmes ne sont pas suffisantes pour la rendre permanente. Rien qu'à voir avec quelle force, durant les accès de dyspnée, la colonne d'air se précipitait dans les poumons, sous l'action convulsive des muscles chargés de l'agrandissement de la cavité thoracique, on n'aurait pas eu de peine à comprendre que cette rupture des parois vésiculaires était à peu près inévitable chez un sujet malade depuis si longtemps. Au reste, avec ou sans cette disposition physique irrémédiable, quand, après des accès aussi graves que ceux de M. T..., l'action d'une cause accidentelle extérieure se borne à reproduire dans la respiration une gêne légère et momentanée, qui n'est en rien comparable à celle d'autrefois, il y a dans ce fait lui-même une preuve de guérison réelle.

XXIIe OBSERVATION.

Asthme ; emphysème pulmonaire.

M. M..., âgé de 35 ans, d'une bonne constitution, d'un tempérament bilioso-nerveux, avait été, dès son enfance, sujet à de fréquents coryzas. Vers l'âge de 25 ans, il avait éprouvé un catarrhe pulmonaire très-intense ; depuis lors, il avait séjourné pendant plusieurs années à l'île Bourbon, où il avait été atteint d'une dyssenterie très-grave, et qui se prolongea fort longtemps. De retour à Marseille en 1841, M. M... y fut pris d'une bronchite aiguë, et c'est de là que dataient ses premières atteintes d'oppression, qui, chaque année, étaient devenues de plus en plus fréquentes, plus courtes, plus violentes, et se montraient parfois sans cause appréciable. M. M..., exempt d'affection diathésique, avait eu quelques rares et légères atteintes de flux hémorrhoïdal.

Dans ses accès d'asthme, M. M... ne pouvait rester au lit. Sa respiration était courte, précipitée, très-bruyante ; il éprouvait une compression gênante à la base de la poi-

trine ; la toux était fréquente , et bientôt elle amenait une
abondante expectoration de mucosités mêlées de beaucoup
d'air ; la marche était très-pénible, par l'augmentation
qu'elle apportait à la gêne de la respiration.

Quand M. M... vint à Montpellier, il se trouvait dans
un moment de calme ; cependant sa respiration était
courte et fréquente , son pouls régulier, assez développé
et fréquent.

La percussion, normale à gauche dans ses résultats,
était à droite plus sonore que dans l'état sain.

Dans le poumon gauche, le bruit vésiculaire s'entendait bien partout, seulement il était un peu faible à
la base de l'organe. A droite, on l'entendait dans le
tiers supérieur du poumon, où cependant le bruit d'expiration était presque insensible ; dans tout le reste de
l'organe, les bruits respiratoires étaient complètement
éteints. Nulle part on n'entendait de râle.

Le cœur n'offrait aucun bruit pathologique. Les voies
digestives étaient en bon état ; le facies du malade était
bon, il n'offrait pas d'injection sensible.

La première séance sous l'appareil de M. Tabarié eut
lieu le 10 octobre 1842. Elle fut marquée par un peu
d'augmentation de la chaleur générale, une grande liberté de la respiration, un sommeil prolongé et beaucoup de calme après le bain d'air. La nuit suivante fut
aussi fort tranquille et le sommeil se prolongea fort
avant dans la matinée, sans causer l'oppression qu'il déterminait toujours dans ces cas. Au réveil du malade,
la toux amena une expectoration mousseuse et laissa à

sa suite une grande liberté dans la respiration; le pouls, souple et régulier, était à 66 pulsations par minute.

Après la seconde séance, M. M... partit immédiatement pour Cette, assista à un grand dîner, sans se ménager pour rien, se mit à chanter en se promenannt dans la campagne, sans ressentir de l'oppression, comme il lui en venait toujours sous de telles influences. Malgré ces écarts de régime, l'action de l'air comprimé s'établit de plus en plus à chaque séance. La troisième avait déjà modifié la circulation au point de réduire le pouls à 54 pulsations par minute. Cet effet était, sans doute, la conséquence du changement opéré dans la respiration elle-même, car, sous ce rapport, M. M... se rendait déjà compte d'une grande amélioration qui lui permettait de dormir dans une position horizontale, même sur le côté gauche. L'expectoration, si abondante autrefois, même dans l'intervalle des accès, était tout à fait nulle.

Après la cinquième séance, les résultats de la percussion restaient les mêmes; les bruits respiratoires étaient plus prononcés à gauche; à droite, en haut, l'expiration se faisait entendre plus fortement, et le bruit vésiculaire s'était établi dans la région latérale et inférieure.

Dans la nuit du 16 au 17 octobre, M. M.... fut réveillé par l'oppression : c'était la première fois que cela arrivait depuis le commencement de son traitement, et jamais à Marseille il ne passait ainsi dans le repos un temps aussi long. La respiration devint sifflante; mais, au bout d'une heure, survint une expectoration abondante qui termina la crise, et M. M.... put encore passer quelques heures au lit, en dormant tranquillement ; autrefois il eût été obligé de rester levé.

Les bruits respiratoires avaient repris toute leur intensité naturelle dans le côté gauche de la poitrine, après le neuvième bain, et le souffle pulmonaire se faisait aussi faiblement entendre dans quelques points de la région antérieure et inférieure du poumon droit. Enfin, après le onzième bain, le bruit respiratoire, tout à fait rétabli à l'état naturel dans ce dernier poumon, offrait dès-lors la preuve évidente de la guérison complète de l'emphysème.

Le nombre des bains d'air comprimé fut porté jusqu'à dix-huit. Malgré les signes que j'ai indiqués du rétablissement complet du tissu pulmonaire dans son état naturel, il survint encore pendant le traitement deux accès d'oppression. Tantôt on l'attribua à un repas copieux pris le soir, tantôt à la fumée de la pipe ou du cigare, dont M. M.... avait abusé. Ce qu'il y eut de remarquable, c'est que les accès furent toujours très-courts, et qu'ils exercèrent si peu d'influence sur l'état des poumons, que, l'accès passé, c'est-à-dire au bout d'une ou deux heures, le décubitus devenait possible dans une position horizontale. Ils différaient surtout des anciens en cela que, pendant l'accès lui-même, une longue inspiration était très-facile, et que, depuis que le pouls était devenu plus libre, plus développé et ne donnait que 64 pulsations par minute, il ne perdit rien de ces caractères, malgré ces retours de dyspnée passagère.

Je n'ai plus eu de nouvelles de M. M..., qui devait bientôt quitter encore la France. Mais l'amélioration qu'il avait ressentie de l'emploi de l'air comprimé ne saurait être douteuse; et comme elle s'était établie d'une manière très-rapide, malgré l'ancienneté du mal; comme elle avait résisté aux écarts de régime, à l'hygiène la plus mal entendue possible; comme sa marche progressive n'avait jamais été enrayée par le retour des accès que des imprudences ne cessaient de provoquer, je ne doute point que si M. M.... eût mieux écouté les conseils de la prudence et qu'il eût, en suivant un meilleur régime, prolongé davantage l'usage du bain d'air comprimé, il n'eût obtenu une guérison absolue. Au reste, cette même rapidité avec laquelle les effets de l'air comprimé s'étaient manifestés, leur résistance aux causes qui pouvaient les ébranler, me portaient à croire que chez M. M.... il n'y avait ni déchirure du tissu vésiculaire, ni emphysème interlobulaire; et si cette supposition était vraie, il se pourrait bien que, sous la prolongation de l'effet produit par les bains qu'il avait pris, sous l'influence de ses fonctions améliorées, il eût vu ses attaques d'asthme s'éloigner de plus en plus; comme je l'ai déjà dit, j'ai plusieurs fois obtenu uu résultat semblable.

XXIIIe OBSERVATION.

Asthme; emphysème des deux poumons.

Monsieur de L... âgé de **28** ans, d'un tempérament nerveux, issu d'un père goutteux, était atteint, depuis l'âge de quinze ans, d'un asthme contre lequel tous les traitements employés avaient été inutiles. Les accès en étaient venus à ce point d'intensité et de durée, que M. de L.... restait quelquefois jusqu'à quarante jours sans se déshabiller, à cause de l'impossibilité où il était de se mettre au lit ; aussi, découragé au-delà de toute expression par les fréquentes attaques auxquelles il ne pouvait se soustraire, par les longues et cruelles angoisses qu'il avait à souffrir, ce malade m'écrivait, quelques jours avant de se rendre à Montpellier, pour essayer l'emploi de l'air comprimé : « Une idée incessante me dit que j'ai déjà » un pied dans la tombe, et de ne plus m'occuper de » l'avenir, car l'avenir n'est plus à moi. »

Monsieur de L.... arriva à Montpellier, le **16** janvier **1841**. Parti de chez lui dans un moment où il était assez tranquille, il souffrit du froid aux pieds pendant la route, et cela suffit pour décider une attaque d'asthme. Le **17** janvier je trouvai le malade dans l'état suivant :

Toute la nuit s'était passée sans que M. de L... pût se déshabiller ; en essayant de s'allonger un instant sur un sopha, il avait provoqué un violent redoublement d'oppression. Je le trouvai assis, ayant une chaise devant lui sur laquelle il s'appuyait, s'inclinant en avant afin de respirer avec plus de liberté ; il faisait, par intervalles assez rapprochés, allumer devant lui un feu de sarments, dont la flamme élevée et très-vacillante et la vive chaleur, semblaient lui procurer un soulagement passager.

L'amaigrissement était très-considérable ; l'aspect du visage indiquait d'anciennes et vives souffrances ; les

pommettes saillantes et vivement colorées se détachaient
sur un teint pâle.

La percussion donnait dans toute l'étendue de la poitrine un son très-remarquable par son extrême clarté,
même en tenant compte de l'excessif amaigrissement des
parois thoraciques.

Pendant la respiration, l'air arrivait dans la poitrine
par une inspiration courte, rapide, accomplie par un
abaissement presque convulsif du diaphragme, les parois
thoraciques restant presque immobiles; l'expiration était
plus prolongée, et l'un et l'autre de ces deux temps de
la respiration s'accompagnaient d'un sifflement aigu et
comme plaintif.

L'oreille, appliquée sur la poitrine, entendait dans tous
ses points un râle sibilant plus grave dans le poumon
gauche, et qui, dans le droit, à la fin de chaque inspiration,
se terminait par une sorte de piaulement aigu, détaché,
et qui ne manquait jamais. On n'entendait nulle part
le moindre indice du bruit vésiculaire ou d'expansion
pulmonaire.

La main, posée sur la région du cœur, sentait à peine
les battements de cet organe; examinés avec le stéthoscope ils étaient dans les cavités droites et gauches
complètement éteints, n'offrant qu'un bruit sourd sans
impulsion sensible, et qu'on n'entendait plus dès qu'on
s'éloignait de la région cardiaque. Le pouls était peu
développé, contracté, régulier; il donnait 106 pulsations par minute, et le malade assurait qu'habituellement,
dans l'état de calme, il s'élevait de 92 à 95.

Une toux assez fréquente amenait pour toute expectoration une petite quantité de salive écumeuse, blanchie
par l'air qu'elle renfermait et difficile à détacher; mais,
vers la fin des crises, il survenait une expectoration abondante de matière glaireuse, transparente et très-vis-
queuse.

Comme dans toutes les crises auxquelles le malade
était sujet, le moindre mouvement devenait la cause
d'une augmentation d'oppression.

Malgré cet état si angoissé, l'appétit se soutenait et
toutes les autres fonctions étaient assez régulières ; aussi,
quelque fréquents que fussent devenus les accès, dans
les moments de calme et après quelques jours de repos,
la faiblesse du malade était moindre qu'on ne l'eût sup-
posé. Il ne faudrait pourtant pas en conclure que les
forces générales fussent en bon état.

Le 18 janvier, M. de L... fut conduit en voiture à
l'établissement de M. Tabarié, et, au moment où il se
plaçait sous l'appareil, après quelques instants de repos,
son oppression étant un peu moindre que la veille, son
pouls restait le même et donnait encore 106 pulsations
par minute.

Une particularité assez remarquable dans les faits
antécédents de la maladie de M. de L..., me fit apporter
plus de circonspection que jamais dans l'élévation de la
pression. Dans plusieurs circonstances qu'il assurait avoir
notées avec beaucoup d'attention, M. de L..., qui étu-
diait avec une grande finesse d'observation tout ce qui
constituait son état et tout ce qui exerçait quelque in-

fluence sur lui, s'était aperçu que, partant de la petite
ville qu'il habitait dans les Hautes-Cévennes, au milieu
d'un accès assez prononcé d'oppression, celle-ci avait
cessé à mesure qu'il arrivait dans des localités plus élevées. C'est ainsi qu'une fois, entre autres, ne pouvant
mettre fin à une de ces attaques, qui désolaient sa famille
et le jetaient lui-même dans le plus triste découragement, M. de L..., épuisé de fatigue après un mois de
souffrance et ne pouvant se traîner qu'en augmentant une
oppression que rien n'avait réussi à calmer, se fit porter
sur la montagne de l'*Espérou*, élevée de **1,700** mètres
au-dessus du niveau de la mer. A mesure qu'il s'élevait,
l'oppression se calmait; elle était dissipée à son arrivée
au lieu où M. de L... passa un mois en bonne santé et
se rétablit. D'un autre côté, bien des fois M. de L...,
partant des Cévennes dans un état de calme, pour venir
à Montpellier, s'y trouvait pris, en arrivant, d'un violent
accès d'oppression.

Sans doute, quelque cause autre que la différence du
poids de l'atmosphère dans ces diverses localités, pouvait produire ces résultats assez bizarres dans l'ordre
d'idées qui nous occupe ici; la fraîcheur de l'air, sa
pureté, son mélange avec des émanations de nature
diverses, pouvaient en rendre compte; telle fut du
moins ma pensée, et je ne crus pas, malgré cette contre-
indication apparente, devoir renoncer pour M. de L...
à un moyen qui nous restait seul à essayer. Elle aurait
eu moins de poids à mes yeux, si, par exemple, j'eusse
vu seulement, l'oppression s'effacer sous une diminution

de la pression atmosphérique et sous l'action d'un air plus frais et plus pur, ou même si elle eût seulement augmenté sous une atmosphère plus dense et chargée de principes qui pouvaient être peu en harmonie avec le mode de sensibilité du malade. Mais ici les deux circonstances étaient réunies : l'une ne pouvait que corroborer l'autre ; et, par conséquent, en me décidant, malgré la contre-indication qui semblait en découler, à essayer du bain d'air comprimé, je devais y apporter, et beaucoup de surveillance et beaucoup de ménagement. Je ne quittai pas M. de L... pendant son premier bain, et la pression, poussée très-lentement, n'arriva à 30 centimètres qu'au bout de trois quarts d'heure. On la maintint peu de temps à ce degré, de façon à ne revenir à la pression ordinaire que par un abaissement très-lent. Cette première séance produisit une légère pression sur les membranes du tympan ; mais déjà, pendant la durée du bain, la respiration était devenue plus libre, le malade se sentait soulagé. Il nous disait que sous l'appareil il n'entendait plus le sifflement que sa respiration produisait encore, d'une manière très-marquée, au commencement du bain ; et quand la pression fut redevenue égale à celle de l'atmosphère, je trouvai le pouls plus souple, très-régulier, ne battant que 72 fois par minute. M. de L... ressentait une sorte d'anéantissement ; sa respiration reprit vite le caractère qu'elle avait le matin ; mais, quoique la toux tendît aussi à s'augmenter, le malade put se mettre au lit. Il y passa toute la nuit, et son sommeil se prolongea assez avant dans la matinée.

Le 19 au matin, je trouvai M. de L... encore couché, et dans une position assez naturelle ; il paraissait beaucoup moins angoissé ; sa respiration était plus libre, plus longue, sa figure plus calme et plus naturelle ; le pouls était remonté à 78 pulsations par minute, mais plus libre et toujours régulier.

A la seconde séance, qui eut lieu ce jour-là, on ne porta la pression qu'à 20 centimètres, afin d'éviter une aussi grande dépression du pouls et le sentiment pénible d'affaissement qui l'avait accompagnée. Il en résulta, pendant la durée du bain d'air, le même calme, la même amélioration de la respiration, et le pouls descendit à 62 pulsations. Cette fois, l'amélioration, accompagnée d'un moindre sentiment d'accablement, fut de plus longue durée, et pendant le sommeil de la nuit, que le malade passa tout entière dans son lit, il était si calme, sa respiration si libre, qu'on ne l'entendait plus, même en se plaçant très-près de lui.

Le 20, la figure n'était plus angoissée ; le teint était beaucoup plus pâle, et ce qu'il y avait de forcé, de presque convulsif dans les mouvements du thorax pendant l'inspiration, avait à peu près entièrement cessé.

Dans le côté droit, en arrière, les bruits d'inspiration et d'expiration étaient distincts, et s'accompagnaient d'un peu de râle sibilant. En avant, le bruit d'expansion pulmonaire était nul ; mais, au moment correspondant à l'inspiration, on entendait un peu de râle sous-crépitant très-profond. A gauche, en arrière, les bruits respiratoires s'entendaient, mais moins distincts qu'à droite,

et accompagnés de râle sibilant que l'on percevait encore
seul en avant.

Les battements du cœur étaient toujours aussi voilés,
et le pouls, quoique plus développé et plus libre, était
remonté à 84 pulsations par minute.

L'état général était plus calme; c'était l'état habituel
des intervalles qui séparaient les accès.

Le troisième bain, en produisant les mêmes sensations
que les premiers, fit tomber le pouls, de 82 pulsations
où il était au début de la séance, à 51 par minute seulement, nombre qui, crainte d'erreur, fut constaté plusieurs
fois de suite. Malgré cet abaissement, la fatigue était
nulle; la nuit fut tranquille, et la toux commença à entraîner un peu d'expectoration muqueuse.

Le lendemain, le malade respirait en toute liberté, et
trouvait ses forces si remontées qu'il refusa la voiture qui
devait le conduire à l'établissement, où il se rendit à pied.
Il y arriva avec très-peu de gêne dans la respiration,
et son pouls ne battait alors que 76 fois par minute.

L'effet de ce quatrième bain fut aussi favorable que
celui des premiers; le moral même du malade s'en ressentit par suite de la grande amélioration qu'il éprouvait
dans son état.

Cependant, le lendemain 22 janvier, tandis que le
malade se rendait à pied à sa séance, par un vent impétueux et froid, sa respiration devint tout à coup gênée
et sifflante. Le pouls s'était élevé à 110; il était serré.
La pression, comme dans les trois derniers bains, ne
fut portée qu'à 20 centimètres, et le calme qui en

résulta fût si grand, que M. de L... avait la conviction d'avoir ainsi évité une crise qui, sans l'action de l'air comprimé, n'aurait pas manqué d'éclater.

Les choses se soutinrent dans cet état d'amélioration progressive, jusqu'au douzième bain, sans que la poitrine du malade fût de nouveau examinée en détail. Après cette séance, le professeur Dubrueil, qui avait désiré suivre, dans ce cas, la marche de la maladie soumise aux effets de l'air comprimé, constata l'état suivant :

Le pouls, plus développé, régulier, ne donnait que 52 pulsations par minute ; la poitrine était encore sonore partout. La respiration s'entendait parfaitement naturelle, à droite, en arrière et en avant, dans les deux tiers supérieurs du poumon ; elle était manifeste, mais moins forte dans le tiers inférieur.

A gauche, il n'y avait plus de râle d'aucune espèce. L'expansion vésiculaire s'entendait bien sous la clavicule, dans le tiers supérieur du poumon ; dans tout le reste, en avant, elle était remplacée par un bruit semblable à un faible bourdonnement ; en arrière, le bruit respiratoire était naturel.

Les battements du cœur étaient plus sensibles à la main et plus perceptibles à l'oreille, que lors du premier examen.

M. de L... sentait dans toute sa poitrine plus de liberté que jamais ; sa figure, bien meilleure, paraissait déjà moins amaigrie.

Pendant une interruption que la mauvaise saison

avait forcé de mettre entre la quinzième et la seizième séance, M. de L... s'était enrhumé et sa voix était devenue très-rauque; cependant il n'en survint aucune atteinte d'asthme, ce qui n'aurait pas eu lieu autrefois.

Après la dix-neuvième séance, M. de L... observait lui-même que son inspiration, autrefois beaucoup plus courte que le temps qui la suit, se prolongeait maintenant bien davantage, s'accomplissait avec une grande facilité et égalait presque en étendue le temps de l'expiration. A cette époque, le pouls, devenu libre et plus développé, n'était ordinairement le matin qu'à 45 pulsations par minute, et M. de L... avait fort bien observé que cette grande lenteur du pouls correspondait, d'une manière évidente, à une plus grande ampliation du mouvement inspiratoire.

Après la vingt-troisième séance, la poitrine était partout sonore à la percussion; la respiration s'entendait très-bien dans toute l'étendue des deux cavités du thorax; l'emphysème pulmonaire était donc complètement dissipé, et après avoir pris jusqu'à 27 bains d'air comprimé, M. de L..., entièrement débarrassé de son oppression, capable de supporter la fatigue, bravant sans danger bien des causes, naguère infaillibles, d'un accès d'oppression, sentant ses forces accrues à un point où il ne les avait jamais vues depuis longtemps, quitta Montpellier en parfait état de santé.

Après avoir passé une année à s'occuper d'une manière très-active de travaux agricoles et industriels, M. de L... n'avait eu, au milieu de toutes ces causes si actives des anciens accès de son mal, que deux ou trois menaces d'oppression qui ne se réalisèrent jamais, tandis qu'autrefois elles n'eussent pas manqué de se terminer par un long et violent accès d'asthme. Il revint à Montpellier, en janvier 1842, pour prendre de nouveau quelques bains d'air comprimé, en retira, cette fois encore, de bons effets, et pendant fort longtemps sa santé se maintint très-bonne. Il y a plusieurs années, M. de L... ressentit quelques légers accès d'oppression, cependant cela ne l'a point empêché de continuer sa vie active et de se marier. Avec quelques précautions il évite les rares accès de dyspnée qui viennent encore le menacer, et si parfois ils se réalisent, ils n'approchent des anciens ni par leur fréquence, ni par leur durée, ni par leur intensité.

Deux circonstances remarquables dominent particulièrement cette observation, que j'ai rapportée avec d'assez longs détails, à cause de la gravité du mal dont les poumons étaient le siége.

L'une d'elles est l'action rapide de l'air comprimé sur la dilatation permanente des vésicules pulmonaires. En effet, depuis longues années, M. de L... était atteint d'un emphysème qui avait envahi la totalité des deux poumons et qui, s'il fallait en juger par la longueur des accès, par l'extrême violence des efforts opérés pendant leur plus grande intensité, pour amener l'air dans les vésicules aériennes, avait pu se compliquer de la déchirure d'un certain nombre de leurs cloisons délicates. Il suffit cependant d'une première séance pour faire sentir au malade, pendant sa durée, un changement très-notable dans la manière dont sa respiration s'opérait. Ce changement, cette amélioration ne furent pas , il est vrai, de longue durée, ils s'éteignirent quand la pression à laquelle M. de L. se trouvait soumis , vint elle-même à cesser. Mais le second bain , quoique affaibli dans son action, puisqu'on avait réduit la pression à 20 centimètres, produisit dans l'état physique des poumons des changements qui, le lendemain, manifestaient encore leur existence définitive, par les signes incontestables que recueillait l'observation, et que confirmaient les sensations du malade.

On a vu, par les détails de l'observation, qu'il avait suffi de douze séances pour dissiper dans toutes les parties des deux poumons, les dernières traces de l'emphysème, et pour faire ainsi disparaître une manière d'être, hors de nature, qui existait depuis quinze années. Au calme absolu qui régnait alors dans la respiration de M. de L...; à la facilité avec laquelle il supportait, sans qu'il en résultât de crise nouvelle, l'influence des anciennes causes de ses plus violents accès ; à l'absence complète de ceux-ci pendant l'année qui suivit l'emploi de l'air comprimé sans qu'on eût de nouveau recours à lui , et pendant laquelle M. de L... s'était livré sans ménagement à une vie de fatigue et d'action , il nous paraît qu'on peut admettre que la guérison avait été aussi complète que possible.

Si l'on croyait pouvoir en contester la réalité, à cause des quelques atteintes qui, plusieurs années après le traitement , survinrent sans éloigner M. de L... de ses

affaires et du mariage, il ne faudrait pas oublier qu'il
existe dans sa famille une diathèse goutteuse, et se demander si elle ne pourrait pas causer ou entretenir chez
lui cette fâcheuse prédisposition des voies aériennes, bien
qu'elle ne se soit manifestée d'aucune autre façon? D'ailleurs, un mode de traitement quel qu'il soit, quelque
succès qui le suive, mettra-t-il jamais un malade guéri
à l'abri de contracter de nouvelles bronchites, quand on
sait avec quelle facilité ces affections se reproduisent chez
les sujets qui en ont été déjà frappés, et tout ce que peut
ajouter à cette disposition la faiblesse laissée sur les organes par une maladie grave qui n'a pas eu moins de
quinze années de durée, et qui se combine avec une
affection diathésique des plus rebelles ?

J'ai dit plus haut, qu'un second fait rendait remarquable l'observation que je viens de citer : c'est ce qui
se rapporte à l'influence ressentie par les organes de la
circulation. Dès le premier bain, le nombre de pulsations
que le pouls donnait par minute se réduisit de 106 à 72,
il diminua de 34, presque du tiers ; chez un malade
où l'embarras de la circulation ne reconnaissait d'autres
causes que la gêne de la respiration et ne se liait à aucune lésion matérielle du cœur, on devait bien s'attendre
à voir la modification du rhythme circulatoire suivre
celle de l'action pulmonaire. Cette succession fut, en effet,
incontestable chez M. de L.....

Mais, si l'on fait bien attention à la manière dont ces
résultats s'étaient manifestés, on reconnaîtra que la
respiration était à peine rétablie dans son état naturel,

que, dans quelques parties du tissu pulmonaire, le bruit vésiculaire n'indiquait pas encore une expansion libre et complète, quand le pouls descendit à 54 et même à 45 pulsations par minute. Cette modification si profonde de la circulation, son abaissement si marqué au-dessous de son rhythme naturel, ne pouvaient donc être la conséquence d'une simple amélioration dans l'accomplissement des fonctions pulmonaires, et, sans doute, c'est ici le cas d'invoquer l'effet obtenu, comme une preuve irrécusable de l'influence directe que l'air comprimé peut exercer sur le cœur.

Que, sous l'appareil, grâce à la densité de l'air qu'on y respire, une hématose, plus considérable qu'elle ne le serait à l'air libre, amène dans la circulation du sang une lenteur plus grande que ne pourrait la déterminer encore l'amélioration obtenue dans l'état physique des poumons, on peut le concevoir. Mais que ce ralentissement se soutienne hors de l'appareil, sous l'influence d'une pression atmosphérique ordinaire ; qu'il s'y maintienne même longtemps après la cessation des bains, les poumons étant simplement revenus à leur état naturel, c'est ce qui me paraît inexplicable, si l'on n'admet pas une action spéciale de l'air comprimé sur le cœur.

Au reste, ce qui dénote mieux encore cette action, c'est que ces modifications se rencontrent chez des sujets dont la fréquence du pouls ne se rattachait nullement à une affection des poumons. Quand je rapporterai les faits que j'ai recueillis sur l'emploi de l'air contre certaines maladies du cœur, je donnerai l'histoire d'une dame qui devait à une affection rhumatismale, de violentes palpitations, et chez laquelle le pouls, donnant dans l'état de calme 90 pulsations par minute, fut réduit à 60 dès la première séance, et se trouva bientôt ramené d'une manière définitive à son état naturel.

S'il est encore nécessaire que des faits plus nombreux viennent à l'appui de ceux qui me semblent démontrer l'action directe de l'air comprimé sur le cœur, il est du moins permis de tirer de ceux-ci cette remarque bien importante : que pendant l'emploi du bain d'air comprimé, les battements du cœur sont tellement réduits dans leur nombre, tellement ralentis dans la rapidité habituelle de leur succession, qu'il en résulte pour cet organe un repos incontestable. Cela suffit pour faire pressentir de quel avantage peut être l'emploi de ce moyen dans le traitement des maladies du cœur, et pour justifier les indications que j'ai déjà signalées à cet égard.

XXIVe OBSERVATION.

Asthme nerveux ; emphysème des deux poumons.

M. R..., de Marseille, âgé de 28 ans, doué d'un tempérament nerveux, d'une grande sensibilité, d'une stature grêle et d'une faible constitution, faisait remonter à sa douzième année, l'origine de son asthme. Les premières atteintes se passaient, en général, pendant la nuit. Une légère suffocation, un petit sifflement qui se faisait entendre dans la poitrine, obligeaient alors le malade à se mettre sur son séant ; bientôt le calme revenait, sans que pour cela M. R... pût parvenir à se coucher ; mais, avec le jour, tout le mal avait disparu. A cette même époque le malade était sujet à s'enrhumer facilement. Deux années, passées dans un des colléges de Paris , n'avaient été signalées par aucune augmentation dans les accès de dyspnée, et ce ne fut que cinq ou six mois après son retour à Marseille, que M. R... fut saisi par des crises plus graves.

Elles furent combattues par des saignées, par l'usage du datura, des ventouses, des purgatifs énergiques , par les eaux de Gréoulx, de Cauterets. Tous ces moyens n'avaient pas empêché les attaques d'asthme de devenir plus fréquentes , plus graves et plus longues ; elles continuaient à se manifester le plus souvent pendant la nuit, et ne se modéraient que par l'inspiration de la fumée d'un papier saturé de sel de nitre et que le malade faisait brûler devant lui.

M. R... arriva à Montpellier le 1er octobre 1842 , atteint d'une attaque très-forte qui l'avait pris en route. Sa respiration était courte, fréquente, sifflante ; la poitrine se soulevait peu pendant l'inspiration , mais rapidement et comme par un mouvement convulsif. Le malade, qui ne pouvait rester couché, se plaignait d'une oppression très-grande et sa figure exprimait une grande anxiété. Il y avait peu de toux et point d'expectoration.

La percussion donnait dans toute l'étendue des deux cavités thoraciques, un son très-clair ; et dans tous les points de chacune d'entre elles , l'auscultation faisait

entendre un râle sibilant très-intense, aigu , offrant cela
de particulier, dans le poumon gauche seulement, qu'on
ne l'y percevait que pendant le mouvement correspondant à l'expiration. Quant au bruit d'expansion vésiculaire, il manquait complètement dans les deux poumons.
Le pouls, fréquent, petit, mais régulier , s'élevait au-
dessus de 100 pulsations par minute. Une forte céphalalgie accompagnait tous ces symptômes. Les autres
fonctions se faisaient régulièrement.

Ｌa nuit se passa sans que le malade pût se coucher ;
aussi , le lendemain 2 octobre , sa fatigue était extrême,
et il ne survint un peu de calme que dans l'après-midi.
Alors eut lieu la première séance sous l'appareil de
M. Tabarié. Elle procura pendant sa durée une plus
grande liberté de respirer, et le pouls descendit de
100 pulsations par minute à 90.

L'accès d'asthme cessa peu à peu sous l'influence des
séances qui suivirent, et , après la septième, on n'entendait plus le râle sibilant que dans un ou deux points
très-limités de chaque poumon. Malgré ce changement ,
qui coïncidait avec une plus grande facilité de respirer ,
le bruit vésiculaire ou les deux bruits d'inspiration et
d'expiration qui le composent , ne s'entendaient pas du
tout dans toute l'étendue du poumon droit. Dans le
gauche, on les entendait sous la clavicule , à peu près
dans le tiers supérieur de l'organe ; dans tout le reste de
son étendue ils manquaient complètement. Avant le lever
du malade , le pouls , moins serré , était encore à 90 pulsations par minute. Le malade supportait déjà la marche
avec plus de facilité.

Après la neuvième séance, la figure du malade indiquait beaucoup de calme ; sa coloration était plus naturelle ; le pouls, plus développé, était à 66 pulsations par minute.

Le onzième bain avait rétabli les bruits d'inspiration et d'expiration dans tout le poumon droit ; ils étaient un peu plus faibles dans les deux tiers inférieurs que dans le tiers supérieur, où le premier se terminait encore par un faible râle sibilant. Dans le poumon gauche, les bruits du souffle respiratoire s'entendaient dans toute la partie postérieure, en avant, dans le tiers supérieur seulement; ils étaient nuls dans tout le reste de cette région, ainsi que par côté. La toux était très-rare, l'oppression très-peu sensible pour le malade, dont le pouls restait encore à 66 pulsations par minute. Son appétit était augmenté, ses digestions faciles, ses nuits tranquilles.

Après le douzième bain, un écart de régime ramena une légère atteinte d'oppression. Survenue le soir, elle avait causé une nuit pénible ; cependant, dès le matin le calme avait reparu, mais cette secousse avait suffi pour effacer de nouveau tout bruit respiratoire dans le poumon droit, où le râle sibilant s'était reproduit. A gauche, la même marche rétrograde se faisait sentir ; ainsi, sous la clavicule, un bruit de bourdonnement continu avait pris la place du murmure vésiculaire, et dans tout le reste de ce poumon on n'entendait plus que du râle sibilant.

Le dix-huitième bain avait rétabli les bruits respiratoires dans le côté droit. A gauche, le bourdonnement s'affaiblissait et se changeait sensiblement en bruit vésiculaire, dont les deux temps étaient encore peu distincts quoique pourtant reconnaissables.

Le pouls, que cette atteinte nouvelle avait rendu plus petit et plus serré, n'avait pas dépassé 72 pulsations par minute; il revint bientôt à 66, et après le dix—neuvième bain il avait repris du développement et n'était plus qu'à 60. L'amélioration du teint s'était conservée, le malade avait déjà repris de l'embonpoint.

La respiration était enfin tout à fait rétablie à droite après la vingt—deuxième séance; il en était de même à gauche, si ce n'est dans un espace assez étendu en avant et en bas. Le râle sibilant avait cessé partout, et après une marche rapide qui n'avait pas causé d'oppression, le pouls était élevé, mais il donnait seulement 60 pulsations par minute.

M. R.... prit jusqu'à 35 bains d'air comprimé. Alors l'emphysème avait totalement disparu; les bruits respiratoires, rétablis partout, étaient seulement un peu plus faibles dans le tiers inférieur et externe du poumon gauche. La respiration était longue, calme et facile; le pouls avait de l'ampleur, de la souplesse, et restait à 60 pulsations. L'embonpoint avait augmenté ainsi que les forces, que l'oppression ne venait plus paralyser quand M. R.... faisait de l'exercice; en un mot, tout annonçait une guérison complète et durable.

Sans doute, la lésion matérielle qui, avant le traitement par l'air comprimé, rendait l'oppression à peu près constante, qui la faisait s'aggraver sous l'action des causes les plus faibles et les plus variées, était complètement guérie. Mais l'élément nerveux sous l'influence duquel la maladie s'était formée et aggravée, n'avait pas cette fois cédé à l'air comprimé.

On a pu reconnaître tout ce que cet élément donnait d'intensité et de ténacité à la maladie de M. R..., si l'on a comparé ce qui s'était passé chez lui, avec les résultats obtenus chez M. de L...[1], dont l'asthme, ou si l'on aime mieux, dont l'emphysème pulmonaire était la conséquence de bronchites graves souvent répétées, et probablement d'une bronchite chronique permanente. Dans ce dernier cas, dès le premier jour la respiration se modifia sous l'appareil, et la circulation fut elle-même profondément changée ; dès le second bain l'emphysème commençait à disparaître, et la respiration s'entendait partout dès la douzième séance. Le même résultat ne fut obtenu chez M. R... qu'avec bien plus de difficultés ; ce fut seulement après le septième bain, qu'on reconnut un commencement de modification dans l'emphysème, sur une très-petite étendue du tissu de l'un des poumons ; et ce ne fut qu'après le vingt-deuxième, qu'on constata une guérison égale à celle que douze bains avaient produite chez M. de L... La persistance de la fréquence du pouls témoignait assez de la lenteur avec laquelle le tissu pulmonaire revenait à son état normal. Il y revint, sans doute, et bien complètement ; mais le même principe qui avait rendu la maladie rebelle, subsistant après la guérison, entretint une disposition plus grande aux rechutes, et pendant quelque temps la correspondance de

[1] Obs. XXIIIe.

M. R... m'apprenait qu'il était demeuré fort impressionnable. Certaines causes qui agissaient sur le système nerveux, lui amenaient de l'oppression ; les atteintes étaient loin d'approcher de l'intensité des anciennes, elles étaient séparées par des intervalles de calme complet pendant lesquels M. R... pouvait marcher d'un pas très-rapide, rester complètement allongé, en un mot, s'exposer, sans être oppressé, à bien des causes qui autrefois n'eussent pas manqué d'amener un accès. Pendant la durée même de ces faibles reprises, M. R... pouvait aussi faire très-librement de longues inspirations ; mais, en le débarrassant de tous les symptômes de l'emphysème, l'air comprimé ne l'avait pas affranchi de tout retour de sa dyspnée. Or, comme le caractère nerveux de son asthme me paraît établi par sa forme, par ses symptômes, on peut conclure, ce me semble, et de cette observation et de celles qui parmi les précédentes s'en rapprochent le plus, que, dans l'asthme nerveux, l'emphysème peut très-bien céder à l'emploi de l'air comprimé, mais que l'élément nerveux n'est pas toujours guéri par ce moyen. Cependant, comme il se trouve alors affranchi d'une complication fâcheuse, il en devient plus accessible à d'autres agents thérapeutiques, et c'est encore un grand service que l'on doit à l'air comprimé. Du reste, pour ne pas laisser sans appui tiré des faits eux-mêmes, cette assertion que certaines névroses résistent à l'air comprimé, quand d'autres peuvent être guéries par lui, je terminerai ce qui se rapporte à l'emphysème pulmonaire, par une observation de névrose de la respiration, aussi simple que possible, et que l'agent thérapeutique qui nous occupe n'a pu modifier sensiblement.

XXVe OBSERVATION.

Névrose de la respiration.

Monsieur C..., de Lyon, âgé de 13 ans, d'un tempérament lymphatique, avait eu, vers l'âge de six ans, après une maladie longue et sérieuse de l'abdomen, sur laquelle les renseignements me manquent, une rougeole très-grave. Pendant la convalescence de celle-ci, on avait observé peu de soins hygiéniques ; des palpitations fréquentes s'étaient manifestées; elles avaient cédé à l'emploi de la digitale, mais elles avaient été remplacées par une gêne particulière de la respiration. Cet état de dyspnée avait résisté à tous les moyens qu'on avait pu mettre en usage, et quand le malade vint à Montpellier, où M. Vailhé, professeur-agrégé de la Faculté de médecine, lui conseilla de tenter l'usage de l'air comprimé, que les médecins de Lyon avaient aussi indiqué, j'observai chez lui l'état suivant :

Le malade avait conservé de l'embonpoint; ses forces étaient en assez bon état; mais une marche un peu rapide l'oppressait, de même qu'une lecture à haute voix un peu soutenue. La figure était un peu pâle.

La poitrine était bien conformée; la résonnance produite par la percussion était naturelle à droite ; elle paraissait un peu plus claire à gauche, mais la différence était très-peu sensible.

Dans toute l'étendue des deux poumons, l'auscultation ne recueillait aucun bruit étranger à l'état normal ; mais, des deux temps qui constituent le bruit vésiculaire, l'inspiration s'entendait seule, et elle était partout si faible, qu'on avait besoin d'écouter avec attention pour la distinguer. Elle était immédiatement suivie d'un silence absolu, qui n'était interrompu que par une nouvelle inspiration ; et celle-ci se terminait encore brusquement, sans que jamais un bruit sensible d'expiration lui succédât. Ainsi, après chaque mouvement d'inspiration, dont le bruit, toujours faible, était doux, pur, humide comme dans l'état de santé, un temps, ordinairement plus prolongé que n'eût été une expiration proportionnée à l'inspiration, s'écoulait dans un silence complet. Très-souvent survenait une longue inspiration ; elle était alors plus forte, plus facile à entendre ; elle semblait trahir un plus grand besoin d'air, mais elle finissait brusquement sans jamais atteindre le degré d'expansion vésiculaire auquel aurait voulu arriver le malade, et aucun bruit d'expiration ne lui succédait. Ces longues inspirations étaient plus fréquentes que ne l'eût comporté un accomplissement régulier des fonctions pulmonaires.

Ce que l'on observait ainsi en écoutant ce qui se passait dans la poitrine, se reproduisait, en quelque sorte, à la vue, quand on faisait lire le malade à haute voix. On le voyait, à chaque instant, forcé de faire une longue inspiration qu'il n'accomplissait pas en entier. La lecture un peu prolongée amenait infailliblement de l'oppression.

Un autre phénomène remarquable dans la respiration

du malade, consistait en une sorte d'expiration forcée ,
brusque, rapide, semblable à celle qu'on exécute quand,
en poussant vivement l'air hors des poumons , on veut
dégager les bronches de quelque mucosité difficile à
chasser. Il se renouvelait assez fréquemment ; mais, au
lieu de paraître s'accomplir dans des tuyaux aériens conservant leur dilatation naturelle , on eût dit qu'une constriction spasmodique de ceux-ci faisait que l'air les parcourait avec moins de liberté , et s'échappait comme à
travers une ouverture resserrée.

La matité de la région du cœur était bornée dans les
limites naturelles de son étendue ; mais les battements
de cet organe étaient irréguliers dans les cavités droites
et gauches , sans que leur intensité , la nature de leur
bruit, offrît rien d'anormal. Le pouls était fréquent, peu
développé , irrégulier , et donnait 90 pulsations par
minute.

Le décubitus était possible dans tous les sens.

On eut recours aux bains d'air comprimé. M. C...
en prit douze , sans qu'il en résultât d'autre effet appa-
rent qu'un peu de calme dans la respiration , et tel qu'on
le voyait souvent s'établir spontanément. Les effets de
ce moyen restèrent nuls , aussi ne poussa—t—on pas plus
loin l'essai de son action.

Il n'est guère possible d'expliquer autrement que par
une névrose de la respiration , les divers symptômes qui
composaient l'état de M. C... , et cette observation me
paraît bien propre à démontrer l'insuffisance de l'air com-

primé dans le traitement de certaines névroses, ainsi que l'avait annoncé **M. Tabarié**.

Si, cependant, sous l'influence d'un état semblable à celui que je viens de décrire, il survenait un emphysème pulmonaire, je ne doute pas que cette complication ne pût être guérie par le bain d'air comprimé ; mais il resterait toujours l'état primitif, la névrose de la respiration, et c'est ce qui explique certaines rechutes après des traitements, d'ailleurs pleins de succès. Cette névrose elle-même résisterait-elle toujours à ce moyen thérapeutique ? Par cela même qu'elle peut à son tour reconnaître pour cause diverses manières d'être du système nerveux, il est possible qu'elle fût quelquefois guérie. Je ne puis encore réunir assez de données pour préciser les cas où cela pourrait avoir lieu ; il faut donc attendre qu'une expérience plus prolongée ait multiplié les faits capables d'éclairer cette question.

En attendant, comme je suis bien loin de vouloir indiquer l'air comprimé comme la panacée de toutes les affections orthopnéiques, contentons-nous de réunir dans quelques courtes conclusions, les avantages réels qu'on peut attendre de lui dans le traitement de ces affections. Ils sont assez grands, pour qu'il trouve désormais une place des plus importantes parmi les moyens auxquels les médecins demandent des secours efficaces.

Dans la bronchite aiguë, l'air comprimé dissipe rapidement le mouvement fluxionnaire dont la membrane

muqueuse est le siége, et met ainsi un terme à l'oppression, à la toux, à l'expectoration.

Le ralentissement de la respiration sous l'influence
de l'air comprimé, conséquence naturelle d'une hématose
plus complète, assure du repos aux organes pulmonaires. Cet effet si remarquable du bain d'air, le rend
très-utile dans le traitement de la plupart des cas de
dyspnée.

Le calme que l'air comprimé établit dans les fonctions
pulmonaires et, par suite, dans la circulation, devient
un obstacle à la reproduction des phénomènes congestifs que ce moyen a d'abord dissipés ; il facilite encore,
de cette manière, la guérison prompte et solide du
genre de maladie qui vient de nous occuper.

Les guérisons obtenues ainsi sans déperdition sanguine,
sans la moindre atteinte portée aux forces générales du
malade et, ce qui est bien mieux encore, sous l'action
d'une hématose plus complète, plus étendue, plus régulière, se prononcent par un passage rapide de l'état de
maladie à celui d'une santé parfaite. Il n'y a pas de
convalescence.

Ce dernier avantage se retrouve dans la guérison des
pneumonies chroniques ou engouements pulmonaires,
suites d'inflammations mal terminées du tissu du poumon,
ainsi que dans celle de l'œdème du même organe. L'un et
l'autre de ces divers états pathologiques cède à l'action de
l'air comprimé, qui paraît agir à la fois par l'effet de la pression et par l'influence qu'il exerce sur les forces générales.

L'air comprimé est le remède le plus efficace que

l'on puisse opposer à l'emphysème pulmonaire. Il le
guérit lorsqu'il est la conséquence de bronchites aiguës
répétées, ou d'une bronchite chronique permanente ; il
le guérit aussi quand il est dû à une névrose des voies
respiratoires.

Dans le premier cas, la guérison est en général plus
prompte. Des rechutes peuvent être la conséquence de
bronchites nouvelles, contractées accidentellement et
contre lesquelles l'air comprimé ne saurait absolument
prémunir ; mais la cause première étant enlevée, on voit
le plus souvent, même après la cessation des bains
d'air comprimé, la guérison du malade se consolider de
plus en plus.

Dans le second cas, l'action de l'air comprimé s'établit
quelquefois avec plus de difficulté ; cependant, même dans
les exemples les plus graves, l'emphysème cède et disparaît complètement, laissant au tissu vésiculaire du
poumon toute sa liberté naturelle.

La névrose pulmonaire ne guérit pas toujours ; alors elle
reste comme une cause prédisposante à de nouveaux accès
d'oppression, que des influences variées peuvent réveiller,
et qui sont bien loin d'égaler en intensité et en durée les
accès d'autrefois. Même dans ces cas moins favorables, on
ne peut s'empêcher de considérer la guérison de l'emphysème comme un grand service rendu par l'air comprimé : il enlève en effet une grave complication de la
maladie, et rend l'élément nerveux plus facile à attaquer
par des moyens appropriés.

L'emphysème se présente avec quelques variétés de

formes qui ne peuvent qu'influer sur l'action que l'air comprimé exerce sur lui. Il peut se borner à la simple dilatation permanente des vésicules pulmonaires, qu'on admette ou non l'hypertrophie de leurs parois. Dans ce cas, la guérison est ordinairement complète.

La dilatation des vésicules pulmonaires peut s'accompagner de la déchirure de leurs parois, de manière à former sur un ou plusieurs points des portions emphysémateuses, des cavités plus ou moins étendues. Dans ces cas, quoique l'emphysème cède à l'air comprimé, partout où les vésicules sont intactes, comment espérer qu'il répare les lésions de tissu, qui de leur nature sont irréparables ! Là où il n'y a plus de cellules, il ne peut les rendre à leur état normal, à leurs fonctions naturelles. Ces lésions incurables semblent pouvoir être la cause de quelque disposition permanente à l'oppression, au milieu d'une guérison incontestable.

Enfin, l'emphysème pulmonaire peut occuper le tissu cellulaire qui forme les cloisons par lesquelles les lobules des poumons sont séparés entre eux : c'est l'*emphysème interstitiel.* On l'avait aussi proclamé incurable. A-t-il cessé de l'être sous l'action de l'air comprimé ? Je ne suis pas porté à le croire. Cependant, comme nous ignorons encore par quel mode d'action cet agent thérapeutique guérit l'emphysème ; comme, pendant la vie des malades, aucun signe ne peut aider à indiquer s'il existe ou non, avec l'emphysème vésiculaire, de l'emphysème interstitiel, et que par conséquent dans les cas de guérison que j'ai observés, rien ne nous prouve que cette dernière espèce n'existait pas, je crois qu'il faut encore laisser cette question dans le doute, si l'on ne veut pas la résoudre par l'affirmative.

Hémoptysie ; Phthisie pulmonaire.

La lenteur si remarquable que le bain d'air condensé imprime à la circulation, le calme que la respiration elle-même retrouve sous son influence, la facilité avec laquelle nous avons vu qu'il mettait un terme aux mouvements fluxionnaires dont la membrane muqueuse des voies aériennes était le siége, ont donné à penser que son action pourrait être utilement employée, soit dans les cas de simple hémoptysie, soit dans ceux où ce genre d'hémorrhagie est en quelque sorte le prélude de la phthisie pulmonaire, soit enfin, dans les cas confirmés de cette dernière maladie. Parmi les exemples de ces diverses catégories, que je possède déjà en assez grand nombre, mais dont l'ensemble serait pourtant encore insuffisant pour étudier à fond ce sujet, j'en choisirai quelques-uns, assez variés pour donner une idée de ce que l'on peut attendre de ces applications et pour engager à les multiplier. Je m'applique, sans cesse, à recueillir de nouveaux matériaux; plus tard ils pourront, je l'espère, fournir le sujet d'une publication spéciale et montrer, de plus en plus, l'importance de l'air comprimé dans le traitement des maladies qui affectent les organes de la respiration.

XXVe OBSERVATION.

Hémoptysies répétées.

M. V. E..., de Stockholm, âgé de 22 ans, d'un tempérament lymphatique sanguin, d'une taille mince et très-élancée, avait la poitrine fort étroite et offrant à droite en avant et en bas une voussure très-prononcée, tandis qu'à gauche et dans les régions correspondantes, elle se trouvait fortement déprimée. A deux reprises différentes, après avoir éprouvé pendant quelques temps un sentiment de grande gêne dans la poitrine, M. E.... avait eu sans cause appréciable, d'abondantes hémoptysies. Un sang copieux, rutilant, paraissait pendant quelques jours dans les crachats, et ce n'était qu'après un temps bien plus prolongé et avec des soins et des ménagements de tout genre, que la gêne de poitrine, finissant par disparaître, semblait faire place à un rétablissement partiel. Cependant la toux ne cessait jamais tout à fait, et ses alternatives, l'aspect triste, découragé et maladif que conservait M. E..., son amaigrissement, firent qu'on lui conseilla de fuir la température froide de la Suède et de voyager dans des climats plus chauds. M. E... se rendit d'abord dans l'Amérique méridionale. Au Brésil, il eut encore une hémoptysie, qui fut moins grave que les précédentes.

Le 20 août 1842, M. E... arrivait à Montpellier dans

l'état suivant : les forces générales étaient tellement affaiblies qu'il en résultait un découragement absolu. La marche, surtout quand elle avait lieu sur un plan légèrement incliné, amenait promptement une oppression fatigante, que réveillait tout aussi vivement une occupation quelconque un peu suivie, et surtout la lecture à haute voix, qui, du reste, était presque impossible. La toux était rare ; elle n'amenait qu'une expectoration séreuse, mêlée de bulles d'air.

Un sentiment de gêne, de malaise indéfinissable se faisait sentir dans le côté gauche de la poitrine et se rapportait surtout en bas et en dehors ; le décubitus était impossible sur le côté. La percussion donnait dans tout le poumon droit un résultat normal. Elle était aussi sonore dans le côté gauche, si ce n'est dans le tiers inférieur et externe, où l'on rencontrait une matité sensible.

L'auscultation faisait entendre dans le poumon droit une respiration presque puérile. Dans toute la partie supérieure du poumon gauche, le bruit vésiculaire était pur, mais faible, et bien plus faible encore dans les points où j'ai signalé de la matité. Là, les bruits respiratoires étaient mêlés d'une crépitation bien manifeste et l'on y entendait une bronchophonie confuse.

Dans les moments de repos, le pouls était à 90 pulsations par minute ; il était régulier, assez développé. Il y avait généralement, pendant la nuit, des sueurs qui se montraient en particulier sur la poitrine.

Les fonctions digestives étaient assez régulières.

Les séances sous l'appareil à air comprimé commen-

cèrent le 22 août, et déjà après la troisième, M. E...
sentait sa respiration allégée du poids qui la gênait.
L'oppression n'était plus aussi promptement réveillée par
la marche et de longues inspirations ; celles qui, par
exemple, ont lieu pendant le bâillement, s'accomplissaient avec facilité, tandis qu'elles étaient impossibles
avant l'emploi de l'air comprimé. Depuis lors aussi, les
sueurs nocturnes n'avaient pas reparu ; le pouls n'était
plus qu'à 84 pulsations par minute et conservait sa
régularité.

Le cinquième bain avait rendu les bruits respiratoires
plus forts, plus faciles à constater dans tout le poumon
gauche, à la partie inférieure duquel on n'entendait
presque plus de crépitation. Dans le poumon droit, la
respiration avait perdu le caractère puéril. Une marche
ascendante et rapide ne causait presque plus d'oppression ; les sueurs nocturnes n'avaient plus reparu ; le
pouls, toujours régulier, ne donnait plus habituellement
que 70 pulsations par minute. Les forces s'étaient améliorées et relevaient le moral.

Après la douzième séance, tout sentiment de gêne
dans le côté gauche de la poitrine avait disparu ; la respiration retrouvait de plus en plus de liberté ; elle était
complètement rétablie après la quinzième. Partout la
percussion donnait le son clair de l'état de santé ; le
bruit vésiculaire se montrait normal dans toute l'étendue des deux cavités thoraciques ; on n'entendait ni
souffle puéril à droite, ni crépitation à gauche ; le pouls
restait souple et régulier, à 70 pulsations par minute.

Les bains d'air comprimé furent employés jusqu'au nombre de vingt-quatre ; et quand M. E... cessa d'en faire usage, il avait retrouvé de l'embonpoint, sentait sa poitrine parfaitement libre et autant d'un côté que de l'autre. L'oppression ne se rencontrait plus dans les circonstances qui , naguère , la reproduisaient si facilement ; les forces avaient augmenté , le désir du travail se faisait sentir, en un mot , la santé était complètement rétablie.

Au mois d'octobre 1843 , je revis M. E....; il n'avait plus rien ressenti de son ancienne maladie, ni rien perdu des bons effets de l'air comprimé.

Ce n'était point une hémorrhagie actuelle des poumons que ce moyen avait dissipée dans ce cas ; mais il est bien permis de penser, quand on en juge par le grand changement qu'il avait opéré chez le malade, qu'il avait mis un terme aux retours de cet état pathologique. Dans un espace de temps assez circonscrit, trois hémoptysies s'étaient montrées, et, selon toute apparence , chacune d'elles avait contribué à accroître l'espèce d'engouement qui existait à la partie inférieure du poumon gauche. Il était assez difficile de décider s'il s'agissait d'un noyau hémoptoïque, c'est-à-dire, d'un épanchement de sang dans les vésicules et les dernières ramifications bronchiques, ou si ce n'était que de l'œdème. L'absence du sang dans les crachats, d'ailleurs fort rares, du malade, peut faire adopter cette dernière supposition ; mais, quelle que soit l'idée à laquelle on s'arrête, il n'est pas difficile d'admettre que cette altération du tissu pulmonaire pouvait, avec les dispositions antérieures et dans l'état où se trouvait M. E...., devenir une cause incessante de fâcheuses hémoptysies. Dès-lors, ne peut-on pas dire que l'air comprimé, en déterminant la résolution des engorgements qui existaient, en rétablissant la liberté de la respiration dans toute l'étendue du système pulmonaire; en perfectionnant la nutrition et ranimant ainsi les forces générales, a détruit, du même coup, la cause prédisposante des hémoptysies et une des causes occasionnelles les plus probables de leur retour?

Quand je compare l'état de bonne santé, de force et d'embonpoint où se trouvait M. E..., immédiatement après un traitement de 25 à 26 jours, avec l'état dans lequel l'eût jeté le traitement ordinaire de ces dispositions à l'hémoptysie, qu'aggrave déjà un état d'œdème ou d'engouement d'une partie du tissu pulmonaire, je ne puis qu'en déduire les avantages incalculables attachés à l'emploi de l'air comprimé. Saignées, sétons, vésicatoires, cautères, remèdes internes résolutifs ou expectorants, qu'on n'aurait pas manqué de mettre en usage et qui n'eussent produit leurs effets qu'au prix d'une plus ou moins grande dépense de forces, ont été remplacés par un seul moyen. Et celui-ci, sans causer la moindre douleur, en donnant du repos aux organes malades, en relevant les forces générales, a guéri, sans convalescence, dans l'espace de 25 jours, une maladie qui durait depuis plusieurs années et dont l'influence fatale semblait s'accroître incessamment.

XXVIe OBSERVATION.

Hémoptysie.

Monsieur O..., âgé de 26 ans, d'un tempérament nerveux, jouissant ordinairement d'une bonne santé, était
marié depuis peu de temps, lorsqu'il eut à supporter et
de profonds chagrins et les fatigues prolongées pendant
plus de six mois, d'un travail opiniâtre de cabinet.
Vers les premiers jours de décembre 1853, une hémoptysie se déclara tout à coup, sans cause déterminante
connue, sans mouvements fébriles remarquables. Dans
l'espace de sept à huit jours, les accidents hémoptoïques
se renouvelèrent quatre ou cinq fois avec abondance,
s'accompagnant de symptômes de congestion au sommet
du poumon gauche. Les moyens les plus convenables à
cet état furent employés sur-le-champ, et l'hémorrhagie
ne s'était pas reproduite depuis deux jours, quand,
pour soustraire le malade à l'influence pernicieuse de
l'hiver des pays du Nord, on le dirigea sur Montpellier.
Après quelques jours de repos et l'emploi, pendant ce
temps, de quelques béchiques combinés avec des astringents, je soumis M. O... à l'usage du bain d'air comprimé. Voici quel était alors son état :

Figure pâle, très-fatiguée, amaigrissement notable
de tout le corps.

La respiration était courte. soulevant plus sensiblement le côté droit du thorax que le gauche ; le moindre

mouvement, la parole un peu soutenue, augmentaient sur–le–champ l'oppression et provoquaient une toux sèche, ordinairement de courte durée, mais qui, lorsqu'elle se prolongeait, causait un ébranlement douloureux de tout le côté gauche de la poitrine. Il n'y avait point de fièvre ; seulement la plus légère cause mettait en jeu l'excitabilité naturelle du malade, qui se trouvait accrue par les causes que j'ai signalées.

Dans le côté droit de la poitrine, la percussion donnait partout un résultat normal. A gauche, il en était de même dans toute la région postérieure ; mais, dans presque toute la partie antérieure et un peu latérale, surtout sous la clavicule, on trouvait de la matité qui, dans divers points de ces parties, était pourtant bien loin d'égaler, par exemple, celle qu'offre toujours la région du cœur.

Dans le poumon droit, le bruit vésiculaire s'entendait d'une manière normale. Il était faible, quoique facilement perceptible dans toute la partie postérieure et latérale du poumon gauche ; mais, en avant et surtout dans son tiers supérieur, il était presque nul. Les deux temps d'inspiration et d'expiration, quand on parvenait, avec beaucoup d'attention, à les entendre, conservaient entre eux des proportions normales de durée, mais ils s'accompagnaient de quelques bulles de râle crépitant.

De longues inspirations changeaient peu ces phéno-mènes dans le tiers supérieur du poumon gauche ; elles rendaient, au contraire, la respiration bien plus percep-tible dans tout le reste de cet organe, et réveillaient promptement les secousses d'une toux qui ne se prolongeait pas, mais qui amenait encore quelquefois des crachats teints de sang. Celui-ci n'offrait plus de couleur rutilante ; il était noirâtre, et dans les mucosités purulentes auxquelles il était mêlé, je n'ai jamais pu distinguer de la matière tuberculeuse.

Il y avait quelques sueurs nocturnes, qui pouvaient être favorisées par l'usage de la flanelle récemment adoptée, et, sauf un peu de constipation, liée, sans doute, à des dispositions hémorrhoïdaires, les voies digestives étaient en bon état.

Les bains d'air, mis en usage, furent supportés sans qu'ils donnassent lieu, pendant leur durée, à rien de particulier. Mais, déjà après le troisième, la toux ne paraissait plus dans le jour ; elle était réduite à quelques rares et petites secousses survenant au moment du réveil et n'entraînant que quelques matières muqueuses sans aucun mélange de sang. La respiration était devenue plus libre, une longue inspiration se faisait sans peine et sans provoquer la toux. Déjà, sous la clavicule gauche, on entendait le bruit vésiculaire de la respiration aussi fortement qu'à droite ; tout sentiment de gêne dans la poitrine avait disparu.

Le douzième bain avait rendu les bruits respiratoires plus forts et plus égaux partout, même sous la clavicule, où le râle crépitant avait complètement cessé. Les longues inspirations, devenues de plus en plus faciles, se faisaient sans jamais provoquer la toux. Celle-ci se montrait encore par une ou deux petites quintes, le matin, et

donnait lieu à une expectoration de nulle importance.
C'était, du reste, un état habituel au malade, avant
l'apparition de l'hémoptysie. La marche, la conversation
se soutenaient beaucoup plus longtemps sans décider la
moindre oppression; le teint et l'embonpoint se réta-
blissaient.

M. O... prit dix-neuf bains, et, après ce nombre,
sa santé était complètement rétablie.

Il était évident que, dans cette observation, un noyau
hémoptoïque, d'une assez grande étendue, existait encore
à l'époque où l'action de l'air comprimé fut invoquée,
et que, sous l'influence de cet agent, le tissu pulmonaire
fut complètement désobstrué. Dès-lors, les crachats cessèrent d'apporter des traces de sang, et ce fut, probablement, par l'effet d'une activité plus grande de
l'absorption, que la résolution s'opéra.

On a, sans doute, remarqué que chez ce malade la
circulation n'avait pas subi de ralentissement notable.
Malgré l'absence de cet effet qui aurait pu aider la guérison, celle-ci fut prompte; elle a été durable; et l'on
peut d'autant mieux compter sur elle, qu'il n'existe chez
M. O.... aucune prédisposition héréditaire, aucune influence diathésique.

Peu de temps après avoir abandonné l'usage des bains
d'air comprimé, on eut l'idée de recourir aux eaux sulfureuses de Vernet, comme à un moyen capable de consolider le bien qu'on avait obtenu. M. O.... n'usa
qu'avec beaucoup de modération, et des eaux en boisson,

et des douches et de l'inspiration d'un air chargé d'émanations sulfureuses. Sous leur influence, un peu d'excitation ne tarda pas à se manifester du côté des organes de la respiration et fit promptement renoncer à ces moyens. Soit par l'action qu'ils avaient produite, soit par l'effet de quelques courses forcées, un peu de sang reparut dans les crachats, mais cet accident n'eut pas de durée. Lorsque M. O.... revint à Montpellier, le bon état des organes pulmonaires, constaté lors de son départ, ne s'était pas démenti ; cependant on eut, par précaution, recours à quelques nouvelles séances sous les appareils médico-pneumatiques de M. Tabarié, et la bonne et brillante santé dont jouit aujourd'hui M. O.... ne laisse plus rien à désirer.

XXVIIe OBSERVATION.

Hémoptysie.

M. A. J..., âgé de 34 ans, d'un tempérament biliososanguin, jouissait ordinairement d'une bonne santé et supportait facilement les fatigues de corps et d'esprit, qu'entraîne toujours la direction d'un important établissement d'éducation.

Au mois de juin 1841, M. J.... avait ressenti ce qu'il appelait une fatigue nerveuse, pendant laquelle une conversation suivie déterminait chez lui une sorte d'étourdissement avec lassitude dans toutes les articulations. L'appétit et les fonctions digestives altérés avaient amené la diminution des forces , un dépérissement général , et, malgré tous ces symptômes , M. J..., obligé de s'imposer du repos, donnait encore jusqu'à huit heures de leçons par jour. Une toux fréquente et par accès ne tarda pas à survenir.

Le repos plus complet des vacances , un régime adoucissant, commençaient à procurer un peu d'amélioration, lorsqu'à la suite d'une forte quinte de toux , le malade ressentit un point douloureux au côté gauche de la poitrine et rejeta quelques crachats sanglants. Le lendemain, la douleur avait disparu , mais la toux persistait, et l'expectoration, devenue abondante et épaisse, n'offrit plus de sang de quelque temps.

Cet état s'était soutenu avec quelques variations jusqu'à la fin du mois de décembre ; ainsi , plusieurs points doúloureux s'étaient manifestés dans la poitrine , et l'un d'eux, qui retint le malade au lit pendant plusieurs jours, n'avait cédé qu'à l'application d'un vésicatoire. Le décubitus sur les côtés n'était plus possible ; il y avait de la fièvre avec exacerbation chaque soir , et d'abondantes sueurs nocturnes ; les forces , l'embonpoint diminuaient sans cesse. Ces divers symptômes éprouvèrent un notable amendement de l'emploi du lait d'ânesse , de bouillons d'escargots, de frictions calmantes et de l'application d'un cautère sous la clavicule droite, puis d'un second sous le sein gauche. Cependant, la persistance de son mauvais état de santé engagea M. J... à se rendre à Montpellier, où il arriva dans l'état suivant, le 25 mars 1842 :

Amaigrissement très-sensible , figure colorée , rougeur vive des joues.

Pendant le repos, la respiration paraissait s'accomplir avec régularité et sans gêne ; mais le moindre mouvement l'altérait et la précipitait. La toux était constante ; et le matin surtout elle amenait une expectoration de matière muqueuse parfois sanguinolente ; dans le jour, les crachats étaient moins abondants.

La percussion donnait, dans toute l'étendue de la poitrine, un son très-clair, excepté sous les omoplates. Cette sonorité, plus prononcée que dans l'état naturel, se retrouvait même aux points où la douleur s'était manifestée et sur lesquels on avait cru devoir appliquer des cautères. La maigreur des parois thoraciques ne suffisait pas pour l'expliquer.

L'auscultation faisait entendre, dans toute l'étendue des deux cavités thoraciques, un bruit vésiculaire très-faible, et dans lequel on ne distinguait bien les deux temps d'inspiration et d'expiration, que quand le malade essayait de respirer largement. On entendait aussi çà et là, à de longs intervalles, un léger cliquetis semblable au bruit d'une petite soupape. Le décubitus était possible dans tous les sens.

Les fonctions digestives étaient en assez bon état ; mais quand l'estomac renfermait quelques aliments, quoique pris en petite quantité, la respiration s'oppressait ; il survenait du malaise, de la chaleur, de la pesanteur à la tête.

Le pouls, régulier, sans dureté, était développé et donnait de 86 à 88 pulsations par minute. Chaque soir la fièvre augmentait, s'accompagnait de chaleur plus vive ;

cependant les nuits étaient calmes et les sueurs nocturnes avaient cessé ; mais l'état général se ressentait fortement des premières atteintes qu'il avait subies, et le malade, inquiet de sa faiblesse, de son peu d'aptitude à supporter le travail , était triste, abattu , découragé.

Le 26, il y avait eu le matin plusieurs crachats sanguinolents ; le premier bain d'air comprimé, pris le soir, produisit pendant sa durée le sentiment d'une grande liberté dans la respiration , et cette première amélioration persista , car depuis ce moment l'oppression ne se manifesta plus après les repas.

Après la troisième séance , la toux avait beaucoup diminué et les crachats sanguinolents étaient beaucoup plus rares ; les deux temps du bruit vésiculaire se distinguaient mieux en arrière des deux côtés de la poitrine ; il n'y avait encore aucun changement en avant. Le pouls conservait sa souplesse et sa régularité , et ne battait que 72 à 74 fois par minute.

La quatrième séance avait encore amélioré la respiration. Les bruits d'inspiration et d'expiration étaient rétablis partout, si ce n'est sous la clavicule droite, où ils s'entendaient encore , comme un seul bruit continu. La marche, une conversation prolongée, causaient de moins en moins d'oppression ; la toux était plus rare ; les crachats, teints de moins de sang , à peine colorés , se montraient seulement le matin au nombre de deux ou trois.

Le pouls avait pris de la plénitude , de la dureté : était-ce déjà le résultat d'une nourriture plus abondante à laquelle le malade s'était livré , parce que son appétit

s'était fortement prononcé, et que la distension de l'estomac par les aliments ne causait plus d'oppression?
Quoi qu'il en soit, M. J... ne pouvait demeurer que peu
de jours à Montpellier; on appliqua quelques sangsues à
l'anus, et on suspendit les bains pendant quelques jours,
durant lesquels de rares crachats sanguinolents se montrèrent encore.

Cette interruption ne laissa point affaiblir le bien déjà
obtenu ; il s'augmenta rapidement sous l'action nouvelle du bain d'air, et après le septième, qui fut aussi
le dernier, M. J... était arrivé graduellement à supporter
facilement et sans le moindre retour d'oppression, l'action
de toutes les causes qui la réveillaient instantanément
quand il arriva à Montpellier.

Une longue inspiration ne causait plus ni toux, ni
douleur; la respiration ordinaire s'accomplissait avec
plus de liberté que jamais. La toux, l'expectoration
muqueuse ou sanguinolente avaient totalement disparu ;
la percussion donnait partout un son naturel et moins
tympanique; les bruits respiratoires étaient bien rétablis, bien distincts; on n'entendait plus les petits bruits
de soupape que j'ai signalés; le pouls, moins plein que
dans les premiers temps du traitement, était calme,
souple, régulier, mais toujours à **70** pulsations par
minute.

L'embonpoint s'était accru, cependant le teint était
sensiblement plus pâle ; la tête, plus libre, n'était plus
fatiguée par la tension que faisait naître autrefois la
moindre préoccupation ; le travail était facile, et des

idées gaies, une confiance entière dans l'état de santé actuel, avaient pris la place du découragement qu'éprouvait M. J... avant son traitement.

J'attache d'autant plus d'importance à cette observation, que l'air comprimé a été mis en usage tandis que l'hémoptysie durait encore. Elle offrait sans doute peu d'activité, le sang des crachats se présentait avec peu d'abondance; mais sa présence continue suffisait pour indiquer la persistance d'un mouvement fluxionnaire que nous ne retrouvions plus dans les deux observations qui précèdent. Ce mouvement fluxionnaire avait lui-même une valeur sérieuse, dont il fallait tenir compte en appréciant la gravité de la maladie. Il existait déjà depuis près de huit mois, et plus encore, si l'on s'arrête aux symptômes généraux qui avaient précédé le crachement de sang; il avait été préparé par les fatigues d'une profession qui obligeait M. J... à de longs et considérables efforts de voix, et qui par conséquent exerçait une influence bien fâcheuse sur les organes malades; ces fatigues n'avaient pas été complètement éloignées du malade, dès que les symptômes d'une altération profonde des forces générales en avaient donné l'indication formelle; enfin, ce qui montrait mieux encore l'activité de l'influence ressentie soit par toute l'économie, soit plus spécialement par les poumons, le crachement de sang, soigné d'une manière rationnelle, avait toujours résisté; et, bien qu'il n'eût jamais atteint un degré considérable, s'était longtemps soutenu sans rien perdre de son intensité.

A côté de toutes ces circonstances, qui pouvaient
faire croire à la nécessité d'un traitement plus longuement prolongé que ne le fut l'usage du bain d'air
comprimé, il faut aussi noter, comme un obstacle plus
ou moins sérieux à la guérison, l'état particulier des
poumons. On a remarqué que la percussion rencontrait
partout un son beaucoup plus clair que dans l'état ordinaire ; on a remarqué que l'auscultation constatait une
modification particulière du bruit vésiculaire, d'ailleurs
fort affaibli. En outre, la moindre fatigue causait de
l'oppression, et si ces symptômes n'étaient pas suffisants
pour faire admettre de l'emphysème pulmonaire, ils
indiquaient du moins une complication fâcheuse, ajoutée
à l'état pathologique que caractérisaient la maigreur du
malade, sa faiblesse, une fièvre constante, la toux et
l'hémoptysie dont rien n'avait pu le débarrasser.

Qu'on se rappelle maintenant les points douloureux
dont la poitrine avait été le siége dès le principe, l'impossibilité où était alors le malade de se coucher sur le
côté, les exacerbations fébriles de tous les soirs, les
sueurs nocturnes qui leur succédaient, et l'on n'en sera
que plus porté, après les insuccès des analeptiques, des
vésicatoires, des cautères volants, etc., à considérer
l'hémoptysie observée chez M. J..., comme une des
plus graves que l'on pouvait avoir à traiter.

L'état du malade s'améliorait sensiblement sous l'action des premiers bains d'air comprimé, sans, cependant,
que l'hémorrhagie fût définitivement supprimée. Elle
cessait un jour pour reparaître le lendemain. Alors j'eus

recours à l'action révulsive de sangsues appliquées à l'anus; et, quoique je ne doute pas qu'il ne faille admettre la réalité des services que cette application a pu rendre, les choses restèrent néanmoins dans le même état ; le mal ne céda complètement qu'à de nouveaux bains d'air comprimé. Or, il est, je crois, bien permis de rapporter à ce dernier, une guérison que les moyens ordinaires n'avaient pu amener dans plusieurs mois , et que sept bains d'air complétèrent au point que, plusieurs années après, j'avais sur la santé de M. J... les renseignements les plus satisfaisants.

<h2 style="text-align:center">XXVIIIe OBSERVATION.</h2>

Hémoptysie ; menstruation irrégulière.

Une jeune personne , âgée de 15 ans , d'un tempérament lymphatique sanguin , réglée avec abondance dès l'âge de dix ans, recevait les soins éclairés de M. le professeur Bouisson , dans le cours d'une hémoptysie survenue pour la première fois il y avait environ trois ans. Elle avait paru , sans cause appréciable , à l'époque des règles qui , dès-lors , sans cesser de se montrer exactement, avaient beaucoup diminué d'abondance. Depuis cette époque les hémoptysies , paraissant toujours immédiatement avant ou après une période menstruelle, s'étaient de plus en plus rapprochées et en étaient venues à se reproduire chaque deux mois. Après un usage assez soutenu de digitaline , de sirop de phellandrium , de dérivatifs, M. le professeur Bouisson eut l'idée de recourir au bain d'air comprimé, et lorsque je fus appelé auprès de la malade, nous pûmes constater l'état suivant :

Figure fatiguée, rougeur assez vive des joues, aspect général délicat, bien que la diminution de l'embonpoint n'eût pas encore atteint au degré de la maigreur.

La respiration était courte; la marche et la moindre conversation causaient une forte oppression; alors la voix s'éteignait ou se composait de sons graves et aigus, qui se succédaient mutuellement dans la même phrase. La décubitus était possible dans tous les sens; la poitrine était sans douleur, il fallait cependant la percuter et l'ausculter avec de grands ménagements, sous peine d'amener du malaise et de l'oppression.

Le pouls était fréquent, petit; chaque soir il survenait une légère exacerbation fébrile; il n'y avait pas de sueurs nocturnes.

Les fonctions digestives étaient régulières.

Sous la clavicule gauche et à peu près dans le tiers supérieur du poumon, la percussion donnait un son mat; partout ailleurs elle était sonore comme dans l'état sain.

Dans les mêmes points où il existait de la matité, tout bruit respiratoire était éteint; et les battements du cœur, qui retentissaient jusque-là avec assez de force, sans doute à cause de l'état d'engorgement du tissu pulmonaire, empêchaient d'entendre s'il existait du râle ou de la crépitation; partout ailleurs, dans ce poumon, la respiration s'entendait quoiqu'elle fût faible ; elle était puérile dans le droit.

En ce moment, il y avait un peu de toux qui amenait une expectoration muqueuse jaunâtre.

La menstruation était encore régulière, mais fort peu abondante ; c'était immédiatement avant ou après elle qu'arrivaient les hémoptysies. Alors, le premier jour, la jeune malade rendait par la bouche près d'un verre de sang ; cette quantité diminuait rapidement, et, dès le troisième ou le quatrième jour, le sang expectoré se réduisait à quelques crachats ; vers le huitième, il disparaissait totalement.

Le premier bain d'air comprimé fut administré le 20 janvier 1854 ; et, par prudence, à cause de l'impressionnabilité extrême de la malade, la pression fut arrêtée à 20 centimètres au-dessus de celle de l'atmosphère.

Le cinquième bain n'avait encore produit aucun changement notable. Après le seizième, la malade se trouvait mieux ; elle avait plus de forces, marchait plus longtemps sans être oppressée. La toux était bien plus rare, la voix soutenait mieux la conversation ; la physionomie, plus calme, indiquait aussi moins de gêne dans la respiration.

Le tiers supérieur du poumon gauche était devenu plus sonore à la percussion. Sous la partie moyenne de la clavicule, l'auscultation percevait déjà le bruit vésiculaire. L'inspiration surtout était distincte ; l'expiration restait plus faible ; on n'entendait rien encore sous les deux extrémités de la clavicule. Dans toutes les autres

parties du poumon gauche, le souffle pulmonaire
avait pris plus de développement, les grandes inspirations surtout s'entendaient beaucoup mieux. On ne
recueillait aucun bruit de râle. A droite, le bruit respiratoire avait déjà perdu de cette intensité supplémentaire
qu'il offrait évidemment dans le principe. M. Bouisson
avait aussi constaté moins de fréquence dans le pouls
pendant les soirées, et croyait ainsi à la diminution des
exacerbations quotidiennes qu'il m'avait signalées.

Le jour où la vingt-sixième séance eut lieu, la malade s'était rendue à pied à l'établissement. Ayant oublié
quelque chose chez elle, elle y retourna, revint sans
s'arrêter et en pressant le pas, de peur de retarder l'heure
du bain. Elle n'avait pas éprouvé de toutes ses courses,
d'oppression sensible, et s'était aussi bien trouvée que
de coutume sous l'appareil. Quelques heures après,
M. Bouisson avait trouvé le pouls moins fréquent qu'il
ne l'était encore le soir, quelques jours auparavant;
la respiration paraissait calme, la parole était plus
facile, la toux plus rare. On croyait à une grande et
solide amélioration, quand le soir, sans aucun symptôme précurseur, survint une hémoptysie qui entraîna
au moins un quart de verre de sang. Le lendemain,
les crachats n'apportaient plus que quelques petits caillots
d'un sang noir évidemment épanché depuis quelque
temps. La malade était sans fièvre, sans douleur dans
la poitrine; elle était même peu oppressée. Le bruit
vésiculaire était encore faiblement perceptible sous la
partie moyenne de la clavicule gauche; mais, sans

atteindre le degré qu'elle avait au début, la matité s'était renforcée dans les points d'où elle avait à peu près disparu. Une nouvelle hémoptysie, plus abondante encore que la précédente, eut lieu le surlendemain; et cependant, malgré tous ces accidents si fâcheux, la malade se disait moins fatiguée qu'autrefois dans de pareils moments. Ces dernières hémorrhagies avaient précédé de sept à huit jours l'époque des mois.

Les bains d'air furent dès-lors interrompus pour un temps assez long ; on y revint pourtant encore, dans un moment où la malade avait à peu près perdu les modifications avantageuses que ce moyen avait d'abord amenées dans son état; mais cette fois on mit peu de suite dans son emploi et on finit par l'abandonner. La menstruation s'était dérangée. Sept à huit mois s'écoulèrent avant que je revisse la malade, et pendant ce temps, sous l'influence de bains de siége journaliers, de granules de digitaline, de sirop de phellandrium, que M. le professeur Bouisson avait fait continuer à sa malade, la menstruation était devenue meilleure, l'oppression avait diminué, et le noyau hémoptoïque semblait avoir perdu considérablement de son étendue.

Chez la jeune personne dont il s'agit ici, l'hémoptysie se liait évidemment à un trouble de la menstruation qui avait peu à peu amené des lésions assez étendues des organes de la respiration. Il avait, en outre, fait contracter à toute l'économie, l'habitude vicieuse d'un mouvement fluxionnaire dirigé vers ces organes, au détriment de celui vers lequel une loi de la nature tendait à le rétablir chaque mois. Il y avait donc ici une lésion locale et une habitude vicieuse à guérir. L'action de l'air comprimé n'a pas été douteuse dans le principe : sous son influence, le noyau hémoptoïque, ou plutôt, l'engorgement hémoptoïque dont une grande partie du poumon gauche était le siége, se dissipait, lentement il est vrai, mais enfin se dissipait, et des symptômes positifs annonçaient le dégagement du tissu pulmonaire. C'était beaucoup d'arriver, même lentement, à cette heureuse modification. Mais, il faut l'avouer, ce n'était encore enlever que l'effet d'une cause contre laquelle l'air comprimé n'avait rien fait ; aussi suffit-il d'une marche rapide, d'une cause capable de mettre en jeu l'action pulmonaire avec quelque énergie, pour appeler de nouveau vers ces organes une violente congestion.

L'emploi de l'air comprimé, soutenu pendant longtemps ; en un mot, mis en rapport par sa durée avec celle du temps depuis lequel les causes hémoptoïques n'avaient pas cessé d'agir, et, par conséquent, en rapport avec l'ancienneté du mal, aurait-il pu amener une guérison définitive ? Il n'est peut-être pas inconséquent de le croire ; mais, dans l'usage d'un remède nouveau, on comprend toute la portée d'un revers passager, même au milieu d'une amélioration commençante. C'est dans ces cas, surtout, que la persévérance est aussi difficile que rare, et l'on conçoit que les malades et leur famille reviennent alors de préférence à des remèdes plus usuels, surtout quand ils savent apprécier tout ce que peut ajouter à l'efficacité de ces moyens, une direction savante et judicieuse.

XXIXe OBSERVATION.

Ancienne pneumonie ; bronchites répétées ; œdème de la partie inférieure des poumons ; tubercules miliaires.

Monsieur V..., de Saint-André, âgé de 41 ans, d'un tempérament bilioso-sanguin, d'une assez forte constitution, avait éprouvé, quelques années avant d'être soumis à mon observation, une pneumonie aiguë gauche assez grave. Depuis lors, de fréquentes bronchites s'étaient manifestées, et, dans maintes circonstances, s'étaient accompagnées de crachats sanguinolents. Peu à peu les forces avaient diminué, le travail était devenu pénible ; il causait très-vite de l'oppression que la marche réveillait aussi. Le décubitus, difficile sur le dos, était encore plus pénible sur le côté gauche, que le malade sentait plus affecté que le droit.

M. V... vint à Montpellier, le 9 juin 1843. Il avait perdu son embonpoint ordinaire, et offrait une coloration assez vive des joues.

Tout le côté droit de la poitrine donnait à la percussion un son qui, sans être de la matité, avait beaucoup perdu de la sonorité naturelle à cette cavité. Dans le côté gauche, la matité était complète en bas, par côté et en avant.

L'auscultation faisait entendre dans le poumon droit, en haut et en avant, un bruit respiratoire assez fort,

presque rude. Dans tout le tiers inférieur on entendait
du râle sous-crépitant, à bulles rapides et de moyen
volume ; là, le bruit respiratoire était très-faible. On entendait de la bronchophonie au-dessus et au-dessous de
l'extrémité externe de la clavicule. Dans le poumon
gauche la respiration s'entendait très-nette dans toute la
moitié supérieure, dans le reste elle était nulle en avant
et par côté ; elle faisait entendre en arrière une crépitation analogue à celle du poumon droit. Le malade
toussait ; son expectoration se composait de matières
tantôt analogues à une dissolution gommeuse diffluente,
tantôt muqueuse et mélangée de substances jaunâtres.

Le pouls était régulier, peu développé, mais d'une
fréquence fébrile, et donnait 84 pulsations par minute;
les forces, bien diminuées, rendaient tout travail impossible.

Après deux bains d'air comprimé, le râle crépitant
avait beaucoup diminué dans le poumon droit, où un
bruit respiratoire plus intense tendait à le remplacer.
Nul changement ne se manifestait encore à gauche , si
ce n'est qu'une sorte de *ronchus* grave , analogue au
bruit d'une corde de basse , se faisait entendre dans la
partie du poumon où la percussion donnait de la matité
et où la respiration ne s'entendait pas.

Le malade éprouvait déjà le sentiment d'une grandé
liberté dans la respiration. L'état du pouls n'était encore
modifié d'aucune manière.

L'état du poumon droit restait le même après le
sixième bain ; la respiration s'entendait un peu mieux

dans tout le côté gauche ; le *ronchus* grave ne s'y rencontrait plus , et dans les points qu'il avait occupés , on
trouvait à sa place la crépitation qui , dès le principe,
existait à la partie postérieure. Dans tous les points des
deux cavités de la poitrine où le bruit vésiculaire se
faisait entendre , les deux bruits d'inspiration et d'expiration étaient fort inégaux ; le dernier était le plus prolongé. La bronchophonie existait toujours au-dessus et
au-dessous de la clavicule droite.

Les résultats de la percussion étaient à peu près les
mêmes.

Les jours précédents, le malade avait encore rejeté
quelques crachats sanguinolents.

M. V... se trouvait sensiblement mieux , après le
onzième bain ; il toussait moins et n'avait plus craché
de sang ; sa respiration était plus longue ; il n'éprouvait
pas aussi facilement de l'oppression ; quelque position
qu'il prît dans le lit, il dormait toute la nuit sans que
l'oppression vînt le réveiller, ce qui n'arrivait jamais
autrefois ; les forces étaient augmentées ; il se sentait
disposé à reprendre son travail.

La percussion donnait encore de la matité à la partie
inférieure du côté gauche de la poitrine ; mais, des deux
côtés, les bruits d'inspiration et d'expiration étaient devenus plus égaux entre eux. Malgré l'amélioration que
le malade annonçait lui-même et que tant de signes indiquaient, la bronchophonie au-dessus et au-dessous de la
clavicule droite restait aussi évidente. Le pouls n'avait
pas changé.

Cette marche progressive vers le bien fut, sans cause appréciable, momentanément interrompue à la suite du treizième bain. L'oppression avait reparu; la toux, l'expectoration, semblaient augmenter; M. V... éprouvait du malaise dans la poitrine. Cependant le pouls restait le même, et la percussion, ainsi que l'auscultation, donnait toujours les mêmes résultats. Les forces étaient en moins bon état, le sommeil était inquiet et le décubitus horizontal plus difficile à supporter.

Était-ce là un peu de surexcitation produite par l'effet tonique des bains? Cela pourrait bien être, et j'ai vu dans maintes circonstances des effets analogues se produire sous l'action, peut-être un peu trop pressée, de l'air comprimé. Quoi qu'il en soit, ici, comme dans toutes les circonstances semblables, il suffit de deux jours d'interruption, de l'emploi d'un peu de looch calmant, pour que tout rentrât dans l'ordre, et au bout de ce temps, M. V... avait retrouvé toute l'amélioration que l'air comprimé avait produite. Deux séances de plus ne firent que la confirmer et terminèrent le traitement.

Il restait encore un peu de matité à la partie inférieure du côté gauche; je pense qu'elle était due à d'anciennes adhérences, suites de la première affection de poitrine que M. V... avait éprouvée. Elles ne pouvaient faire obstacle à une guérison complète; et, en effet, depuis son traitement par l'air comprimé, la santé de M. V... s'est de plus en plus fortifiée.

S'il fallait assurer que, dans cette circonstance,

l'agent thérapeutique qui nous occupe a amené la
guérison d'une phthisie pulmonaire confirmée , il serait
sans doute impossible de le faire avec toute la certitude
qu'on pourrait désirer dans une pareille circonstance.
Mais l'œdème ou l'engouement qui occupait la partie
inférieure des poumons, et qui devait, sans doute,
son origine à la pneumonie et aux bronchites dont
M. V... avait eu plusieurs fois à souffrir les atteintes,
rendait-il suffisamment compte de tous les symptômes
observés? Et, d'un autre côté, la bronchophonie perçue
dans le sommet du poumon droit , la diminution notable
du son que la percussion y trouvait, la rudesse qui
accompagnait dans ce même point le bruit vésiculaire,
l'inégalité si prononcée des deux bruits d'inspiration et
d'expiration, l'expectoration visqueuse et si souvent
sanguinolente que j'ai signalée, la fièvre et l'amaigrissement général , n'étaient-ils pas autant de circonstances
propres à faire craindre , ou l'existence de granulations
tuberculeuses déjà établies, ou, du moins, une disposition
organique capable de les faire naître ? Il s'agissait donc ,
dans tous les cas, d'une disposition manifeste à la phthisie,
peut-être d'une marche déjà avancée vers sa réalisation
définitive ; et, quel que soit celui de ces deux points de
vue sous lequel on veuille envisager cet exemple , il m'a
paru pouvoir précéder utilement ceux dans lesquels nous
retrouverons, d'une manière graduée, les symptômes les
plus positifs de cette maladie.

XXXe OBSERVATION.

*Coqueluche grave; toux consécutive soutenue pendant quatre
années ; tendance à la phthisie pulmonaire.*

Mademoiselle de S..., âgée de 9 ans, d'un tempérament lymphatique, avait éprouvé, à l'âge de 5 ans,
une coqueluche qui résista avec opiniâtreté aux moyens
dirigés contre elle. Depuis lors, chaque année, à l'ap-
proche de la mauvaise saison, survenait une toux par
petites quintes et ne conservant, en aucune façon, le
caractère distinctif de la coqueluche. Elle était sèche
ou rarement suivie d'une expectoration muqueuse, fatiguait beaucoup par sa fréquence, et, tout en offrant
parfois quelques alternatives d'amendement, elle se
soutenait jusqu'à la belle saison.

En 1853, on conseilla le séjour du midi de la France
pendant l'hiver, et Mlle de S..., quittant le Holstein,
arriva à Montpellier à la fin du mois de septembre.

Dans ce moment, la figure de la jeune malade était
habituellement un peu pâle et fatiguée ; ses yeux étaient
cernés et caves, ses traits un peu tirés, comme quand
ils indiquent une gêne habituelle de la respiration. Douée
de beaucoup de vivacité et s'écoutant peu, Mlle de S...
se livrait volontiers aux jeux animés de son âge ; mais le
mouvement un peu soutenu ne tardait pas à causer de
de l'oppression ; la respiration devenait courte, haletante ;
la fatigue se prononçait, il fallait s'arrêter. Mlle de S...

était déjà fort grande pour son âge ; malgré cela , ses membres étaient assez forts , mais le tronc , la poitrine surtout , étaient sensiblement amaigris. A cette époque , elle toussait peu ou pas du tout.

Dans un moment de repos , on aurait dit que toutes les fonctions s'exécutaient régulièrement et comme dans un état de parfaite santé. Il n'en était pourtant pas ainsi. Pendant l'acte de la respiration , le côté gauche de la poitrine se soulevait sensiblement moins que le droit. Dans ce dernier , la percussion donnait un son clair et normal ; dans l'autre , il n'en était ainsi que dans les deux tiers inférieurs du poumon. Dans le tiers supérieur, depuis la clavicule jusqu'à la quatrième côte environ, le son était sensiblement diminué, la matité assez prononcée.

Dans tout le poumon gauche, la respiration était très–faible , assez difficile à constater ; le bruit d'inspiration était plus distinct et plus prolongé que celui d'expiration ; l'un et l'autre offraient une rudesse bien prononcée dans toute la partie du poumon où l'on trouvait un peu de matité. Dans le poumon droit , les bruits respiratoires n'avaient pas cette rudesse , mais la différence d'intensité et de durée entre l'inspiration et l'expiration , était la même qu'à gauche.

Les battements du cœur n'offraient rien de particulier qu'un peu de fréquence, ils étaient réguliers. Tous les viscères de l'abdomen étaient sains. Sur les côtés du cou, à droite et à gauche surtout , on observait un chapelet de ganglions engorgés , de la grosseur d'un pois.

Des bouillons analeptiques combinés avec l'usage des

I.   16 sirops de Portal, de quinquina, et de feuilles de noyer, un vêtement complet de flanelle appliqué sur la peau, furent d'abord mis en usage. Sous leur influence, les forces se relevaient sensiblement, lorsque la toux, fort retardée quant à l'époque annuelle de son apparition, se montra dès les premiers jours de novembre. L'extrait de belladone combiné avec celui de quinquina et la thrydace commençaient à la modifier, lorsque les appareils de M. Tabarié se trouvèrent définitivement établis. Je cessai l'emploi de tout moyen pharmaceutique, et je soumis Mlle de S... à l'action de l'air comprimé.

A cette époque, la toux persistait encore ; elle était sèche ou n'amenait qu'en très-petite quantité une expectoration séro-muqueuse. Une marche animée réveillait l'oppression, les résultats de la percussion étaient ceux que j'ai déjà notés ; par l'auscultation on constatait, à peine, un peu plus d'intensité dans les deux bruits respiratoires, qui gardaient entre eux les mêmes inégalités de force et de durée, et qui offraient toujours de la rudesse dans les points du poumon gauche où je l'ai déjà signalée. Les forces générales s'étaient cependant sensiblement améliorées, mais le pouls conservait de la fréquence, et depuis que la toux avait reparu, les nuits étaient en général un peu agitées à cause d'elle.

L'action de l'air comprimé fut supportée sans donner lieu à aucun phénomène insolite. Le pouls, qui était à 95 pulsations par minute au début de la première séance, n'était plus à la fin qu'à 75. La nuit qui suivit le second bain, se passa sans que la toux survînt une seule fois.

La quatrième séance n'avait d'abord rien offert de plus que les autres, quand, au moment où elle se terminait, Mlle de S.... éprouva un besoin irrésistible de bâiller à chaque instant. Ce besoin se faisait encore sentir quelques heures après le bain d'air comprimé, et s'accompagnait d'un *sentiment de lassitude générale*. La nuit fut bonne, elle se passa sans agitation et sans toux.

Le lendemain, la toux ne vint point ; la jeune malade avait retrouvé son activité de tous les jours, ses mêmes dispositions au mouvement, que, d'ailleurs, elle supportait mieux ; elle ressentait, en outre, une grande liberté dans sa respiration. A cause des effets observés la veille, la pression fut réduite, ce jour-là, de 32 centimètres à 20, qu'on ne dépassa plus pendant toute la durée du traitement.

Après la sixième séance, la toux avait complètement disparu ; l'oppression ne se montrait que très-faiblement, quand Mlle de S... se livrait à ses jeux animés, qu'on ne cherchait plus à interrompre. La respiration était plus longue dans ses deux temps, encore inégaux entre eux. Pendant les moments de calme, le pouls donnait encore 72 pulsations par minute ; il était plus fort et régulier. La physionomie était plus naturelle.

Après la douzième séance, la toux ne s'était plus remontrée ; la respiration, très-clairement accomplie dans toute l'étendue de la poitrine, avait retrouvé l'égalité de ses deux temps ; nul bruit ne venait altérer le souffle pulmonaire ; la matité que la percussion avait constatée sous la clavicule gauche, avait disparu ; le pouls, souple, plus développé, régulier, n'était plus, le matin, qu'à 60 pulsations par minute, par conséquent, au-dessous du rhythme naturel à cet âge; l'embonpoint et les forces s'augmentaient sensiblement; l'exercice, devenu de plus en plus facile, n'amenait plus d'oppression; la figure se colorait; le teint s'éclaircissait; les yeux n'étaient plus cernés ni aussi enfoncés dans leurs orbites; en un mot, la jeune malade éprouvait dans toute son organisation, un changement favorable, dont l'étendue et la rapidité frappaient tout le monde.

Cette amélioration s'accrut et se consolida de plus en plus par les bains qui suivirent et qui furent portés jusqu'au nombre de vingt-huit. Alors, la santé de Mlle S... ne laissait, sous aucun rapport, rien à désirer; elle avait pris de l'embonpoint et des forces, et son rétablissement était achevé. Elle passa le reste de l'hiver à Nice, d'où, quatre mois après son départ de Montpellier, Mme de S... m'annonçait que la santé de sa fille ne s'était pas un instant démentie.

La maladie de Mlle de S... était, sans doute, bien loin d'une phthisie pulmonaire confirmée; mais si je rappelle qu'une cause morbide grave avait laissé dans les poumons une telle disposition à l'irritation, que la suppression des fonctions de la peau, produite par les premiers froids, ramenait infailliblement et pour tout l'hiver, une toux fort inquiétante; si je rappelle le tempérament lymphatique de la jeune malade et ses ganglions du cou notablement engorgés, son amaigrissement, l'oppression que

le moindre mouvement décidait, la matité trouvée au
sommet du poumon gauche, la rudesse de la respiration
dans ce même point, sa faiblesse et l'inégalité de ses deux
temps dans toute la poitrine, la fréquence anormale du
pouls, alors même qu'elle n'était pas accompagnée des
autres phénomènes de la fièvre, ne retrouvera-t-on pas là
un ensemble de symptômes dont la réunion causera toujours de sérieuses alarmes et fera craindre une dégé-
nérescence, de l'existence de laquelle on n'oserait plus
douter si seulement quelques crachats sanguinolents, pour
ne pas dire d'une nature un peu plus caractéristique, se
joignaient au tableau. Que de fois, en mettant un terme
à l'état morbide que cet ensemble de symptômes constitue,
on s'applaudira d'avoir enrayé une phthisie commençante;
et si, dans cet exemple, je ne puis réclamer en faveur
de l'air comprimé, que la guérison du premier degré de
cette maladie, c'est déjà beaucoup d'avoir montré avec
quelle facilité, avec quelle promptitude cet heureux effet
s'était produit. Mais, avançons plus loin dans les faits.

XXXIe OBSERVATION.

Hémoptysies répétées ; phthisie pulmonaire consécutive.

Madame L..., âgée de 26 ans, d'un tempérament
lymphatique sanguin, mariée depuis deux ans, avait
souffert, avant son mariage, d'une grave atteinte de
chlorose, pendant laquelle une perte leucorrhéique s'était

accompagnée d'amaigrissement et de symptômes de gastralgie. Une grossesse, survenue bientôt après le mariage, fut promptement compliquée d'une toux fatigante, amenant assez fréquemment des crachats mélangés de filets de sang.

Les couches furent heureuses, mais la toux persista et fit prendre la résolution de donner une nourrice à l'enfant. Au bout d'un mois et demi, la menstruation s'était rétablie; elle se montra régulière, mais, depuis lors, elle laissa toujours après elle une perte blanche, et, quand celle-ci devenait abondante, elle décidait ordinairement un sentiment douloureux de faiblesse à l'estomac; les fonctions de cet organe restaient cependant assez régulières.

La persistance opiniâtre de la toux après la grossesse, avait décidé Mme L..., à se rendre en Suisse. Elle passa l'été à Morneix, où la toux parut diminuer et l'embonpoint se rétablir; mais là aussi survinrent plusieurs petites hémoptysies du genre de celles que j'ai signalées.

Mme L.... arriva à Montpellier, le 22 décembre 1843. Elle était amaigrie, avait beaucoup perdu de ses forces et de son activité ordinaire. Sa physionomie pâle, ses traits tirés, ses yeux cernés et enfoncés dans leurs orbites, indiquaient un état de souffrance intérieure. Sa respiration, assez calme dans les moments de repos, devenait courte et précipitée par la lecture à haute voix, que cet effet rendait impossible. La moindre marche causait une vive oppression; le décubitus était assez facilement supporté dans tous les sens.

La toux était fréquente, mais en général peu prolongée. Pendant la journée elle était presque toujours sèche ; tous les matins elle donnait lieu à l'expectoration d'une certaine quantité de matière muqueuse, d'un blanc sale, au milieu de laquelle on reconnaissait de nombreux petits flocons de matière tuberculeuse.

Les parois de la poitrine étaient encore plus amaigries que le reste du corps. La percussion trouvait de la matité sous la clavicule droite, ainsi qu'à la partie inférieure et postérieure du poumon de ce côté et à la région inférieure latérale et postérieure du poumon gauche. Tous les autres points du thorax donnaient un son normal.

Dans toutes les parties que je viens de signaler, le bruit vésiculaire était difficile à percevoir à cause de sa faiblesse. Partout ailleurs, mais là surtout, le bruit d'inspiration était rude ; il était moins prolongé que le bruit d'expiration et s'accompagnait de quelques faibles craquements humides. Sous le milieu de la clavicule droite, dans un espace de trois centimètres carrés environ, on entendait une pectoriloquie claire, aiguë. Déjà sur ce point, les médecins de Paris qui avaient donné des soins à la malade, avaient fait appliquer plusieurs petits vésicatoires. Quelques douleurs vagues se faisaient sentir dans la poitrine.

Le cœur n'offrait rien de particulier ; le pouls, régulier, et petit était un peu fréquent, il donnait 76 pulsations par minute.

Les fonctions digestives étaient bonnes. Le moral de M° L... était affecté. Elle fut mise à l'usage du lait d'ânesse précédé d'une cuillerée d'infusion aqueuse de quinquina, et commença, dès le 9 janvier 1854, à se soumettre à l'action de l'air comprimé.

Après le troisième bain, la toux fut presque nulle pendant la nuit; dans le jour, les quintes furent aussi plus rares et surtout plus courtes. L'expectoration du matin semblait déjà moins abondante. Le pouls, encore petit et régulier, était descendu à 57 pulsations par minute; les forces générales s'augmentaient et relevaient le moral de la malade.

Le quatrième bain fut suivi d'un accès de bâillement qui se prolongea pendant plusieurs heures. La toux diminuait de plus en plus, et, après le sixième, les forces se trouvaient augmentées au point que Mme L... se sentait capable de marcher longtemps sans avoir à redouter la fatigue. Le matin, la toux était déjà réduite à deux ou trois petites secousses n'amenant pour toute expectoration qu'un peu de salive gluante, visqueuse comme dans la pneumonie, et au milieu de laquelle se trouvaient noyés de très-rares petits fragments de matière tuberculeuse, semblables à de petits utricules; cette matière diminuait déjà sensiblement d'abondance.

Lorsque la malade eut pris douze bains, la toux était presque nulle; l'expectoration, réduite à très peu de chose, offrait encore un peu de matière tuberculeuse. La sonorité de la percussion avait notablement augmenté dans les points où j'avais d'abord signalé son altération; elle était devenue à peu près normale, aussi la respiration s'entendait-elle beaucoup mieux; elle était plus étendue, plus égale dans ses deux temps , bien que l'expiration restât plus faible et plus longue que l'inspiration ; les bruits de craquement avaient cessé. Sous la clavicule droite, les bruits respiratoires étaient aussi sensiblement rétablis. La pectoriloquie elle-même perdait de son intensité ; la voix était moins aiguë, moins soutenue , c'est-à-dire, que quelques syllabes des mots prononcés n'arrivaient pas jusqu'à l'oreille ; la pectoriloquie se percevait dans un espace plus resserré. .

Les forces générales s'augmentaient de plus en plus, amenant avec elles le sentiment d'une amélioration profonde ; l'embonpoint reparaissait ; la coloration du visage était plus naturelle et celui-ci reprenait chaque jour une expression de santé et de satisfaction. Dans ce moment , Mme L... touchait à l'époque mensuelle de ses règles, et contrairement à ce qui avait toujours lieu depuis leur retour , la toux ni l'expectoration n'avaient pas augmenté. Les douleurs vagues de la poitrine ne reparaissaient pas. Les nuits étaient bonnes , sans agitation ; le sommeil continu, n'était pas une seule fois interrompu par la toux. Le pouls avait acquis plus de force, il était à 57 pulsations par minute.

L'époque des règles fut régulière ; elles coulèrent naturellement, sans donner lieu à aucun accident vers la poitrine.

Après le vingt-sixième bain, Mme L.... continuait à se trouver de mieux en mieux. La toux avait cessé depuis longtemps et le plus souvent l'expectoration était nulle. Il survint alors un état particulier : Mme L.... se disait énervée, plus impressionnable, sans cependant se trouver plus malade. Les bains ne furent plus donnés qu'à jours alternatifs, et cette excitation, qui n'avait pas du tout augmenté la fréquence du pouls, tomba rapidement.

Quelques jours de repos séparèrent le vingt-septième bain du vingt-huitième, et dans cet intervalle la matière tuberculeuse disparut tout à fait des crachats, qui ne se composaient plus que d'un peu de salive. L'embonpoint et les forces augmentaient chaque jour, la figure avait tout à fait perdu l'aspect maladif qu'elle avait dans le principe, et portait l'empreinte de la santé et du contentement d'esprit.

Un léger rhume fut la conséquence d'une promenade faite par un vent très-froid : nous étions alors au mois de mars, époque de fréquentes et brusques variations dans l'atmosphère. Cet accident se dissipa promptement et sans nuire au bien déjà produit. Les bains furent repris, portés jusqu'au nombre de trente-six, et là se termina le traitement de Mme L...

A cette époque, le pouls, devenu plus fort, était régulier et restait encore à 57 pulsations par minutes. Le matin, après le repos de la nuit, il n'y avait plus de toux ni d'expectoration ; seulement, quelquefois alors, Mme L... rejetait, sans tousser, deux ou trois petits crachats de matière grisâtre, semblable à une dissolution gommeuse épaissie ; c'était la matière perlée, le mucus bronchique décrit par Laënnec. La poitrine restait exempte de toute douleur ; la respiration était facile, la percussion aussi sonore qu'à l'état sain dans toute l'étendue du poumon droit et dans les points du poumon gauche qui avaient offert de la matité. Dans toutes les régions de la poitrine, l'inspiration et l'expiration, douces, humides, également fortes et prolongées, étaient exemptes de tout craquement et constituaient une respiration normale. La pectoriloquie était éteinte, mais vers l'extrémité sternale de la clavicule droite, en dessous et dans un espace de deux centimètres carrés, on entendait encore une résonnance manifeste de la voix; c'était bien loin du caractère de la pectoriloquie.

L'embonpoint s'était augmenté; les forces, bien rétablies, avaient rendu de la confiance dans l'avenir; la physionomie était redevenue sereine, l'exercice était facile; en un mot, la guérison paraissait aussi sûre que complète. Mme L... repartit de Montpellier vers le milieu du mois de mars; en ce moment elle habite Paris, et, à la fin de février 1855, j'ai de nouveau reçu la confirmation de la durée de son entier rétablissement. Elle a supporté le rude hiver de cette année, n'ayant contracté qu'un léger rhume qui a été guéri dans deux ou trois fois vingt-quatre heures.

L'exemple que je viens de citer ne laisse pas de doute sur l'existence d'une phthisie pulmonaire. Hémoptysies antérieures et répétées; amaigrissement faisant des progrès sensibles, malgré que les fonctions digestives fussent régulièrement accomplies; état fébrile; expectoration bien caractérisée quoique peu copieuse; inégalité des bruits respiratoires, craquements qui les accompagnent;

enfin, pectoriloquie évidente : un tel ensemble de symptômes démontre bien suffisamment que déjà la fonte tuberculeuse s'était établie dans le sommet du poumon droit, et qu'une production semblable tendait à se créer dans les autres points de cet organe.

Est-ce trop dire, en avançant que, dans cette occasion, l'air comprimé a guéri l'ulcération qui fournissait la matière tuberculeuse des crachats, et qu'il a arrêté dans son début la propagation de la diathèse tuberculeuse dans toute l'étendue des organes respiratoires? Quelque resserrée que pût être l'ulcération pulmonaire, il serait d'autant plus difficile de trouver dans cette circonstance, une raison d'amoindrir l'énergie de l'action curative de l'air comprimé, que l'imminence des altérations qui se préparaient dans d'autres parties du tissu pulmonaire, formait une complication des plus graves. Par quel moyen l'air comprimé a-t-il dissipé les tubercules miliaires et cicatrisé l'ulcération tuberculeuse? L'influence qu'il exerce sur la nutrition générale, par une plus grande décarbonisation du sang et par l'impulsion plus active qu'il communique aux fonctions des organes digestifs ; cette influence, qui me paraît si propre à remédier aux formations développées sous l'influence de la diathèse tuberculeuse, a-t-elle suffi à la guérison de ces deux états pathologiques? Ou bien, en outre de cette influence, faut-il encore admettre pour la guérison des parties ulcérées, une action topique sans laquelle l'action générale resterait insuffisante? Attendons encore, avant d'entrer dans de pareilles recherches, que des faits plus nombreux, plus variés, nous aient apporté les lumières que quelques exemples isolés ne sauraient nous fournir, et qu'on me permette de me borner à reproduire, presque sans commentaires et sans explications théoriques, des exemples que j'ai annoncés comme un simple moyen d'éveiller l'attention.

XXXIIe OBSERVATION.

Phthisie pulmonaire.

Monsieur E. D..., l'un de nos peintres les plus distingués, avait été, jusqu'à l'âge de 15 ans, d'une faible santé ; les indispositions qui le tourmentaient le plus fréquemment, se rapportaient aux fonctions du système hépatique. Elles cessèrent après une rougeole qui présenta quelque gravité, et la santé de M. D... ne subit plus d'autre atteinte, qu'une maladie de poitrine, qui datait de 1840, et pour laquelle il était venu, en 1841, à Montpellier, réclamer les conseils du professeur Broussonnet. Après l'emploi de divers moyens qui n'avaient pas apporté de rapides modifications à l'état de M. D..., le professeur Broussonnet l'engagea à venir me trouver pour essayer les effets de l'air comprimé, que je commençais alors à étudier. J'extrais, d'une note que me remit M. D..., les détails suivants sur les antécédents de sa maladie.

Sous l'influence d'un abus excessif du tabac à chiquer et à fumer, dont il s'efforçait de faire pénétrer la fumée aussi profondément que possible dans la poitrine, sous l'influence d'une nourriture rendue excitante par l'ail et l'oignon, afin d'obvier à la fatigue d'un travail excessif, M. D... fut atteint d'une surexcitation fébrile, qui se manifestait surtout le soir et se prolongeait bien avant dans la nuit. L'appétit et les digestions ne tardèrent pas à se déranger. En même temps survinrent de vives douleurs dans la poitrine, et une toux fatigante, avec expectoration de crachats abondants et épais. Négligés pendant plus de deux mois, ces symptômes furent enfin attaqués par l'application sous la clavicule gauche, d'un emplâtre fortement stibié. Les douleurs de poitrine se calmèrent. Trois jours après, s'étant exposé à l'action d'un vent froid et violent, M. D... fut pris, dans la nuit, d'un point de côté très-intense, situé sous le sein gauche. On y plaça, dès le matin, un large vésicatoire qu'on fit suppurer longuement; il fit cesser toute douleur, et dès-lors aussi, disparurent les mouvements fébriles de chaque jour. Pendant un mois, la toux ne cessa pas de provoquer des crachats rougis par beaucoup de sang. On mit en usage le sirop de tortue, celui de digitale. Depuis lors, trois hémoptysies s'étaient manifestées à d'assez longs intervalles; après la troisième seulement, on avait eu recours à la saignée, et plus tard, à des cautères qui, au nombre de quatre, avaient été placés sur le côté gauche de la poitrine, sous la clavicule et dans le voisinage du sein.

Le 6 mai 1841, lorsque j'examinai M. D... pour la première fois, son teint était très-pâle, le blanc de ses yeux offrait une teinte verdâtre, l'amaigrissement était général et très-prononcé.

L'oppression était habituelle, la moindre marche l'augmentait, et alors le calme de la respiration était long à se rétablir. Une toux, exempte de longues quintes, amenait ordinairement une expectoration d'un jaune brun sale, d'une consistance crémeuse, importunant le malade par son mauvais goût. La poitrine n'était pas douloureuse, le soulèvement de ses parois était régulier et sensiblement égal des deux côtés.

La percussion donnait un résultat normal des deux côtés de la poitrine, si ce n'est à gauche dans le tiers inférieur, où l'on trouvait un peu moins de sonorité.

Le bruit d'expansion vésiculaire s'entendait naturel dans tout le poumon droit ; il était plus faible dans les deux tiers supérieurs du poumon gauche, et bien plus encore dans le tiers inférieur, où les bruits d'inspiration et d'expiration étaient très-peu distincts entre eux. En outre, dans cette partie, on entendait du râle crépitant à grosses bulles, et qui semblait se produire loin du point où l'oreille touchait le thorax. Les efforts tentés pour prolonger l'inspiration, réveillaient aussi constamment dans cette région une douleur forte et profonde.

Sous le tiers externe de la clavicule gauche, on percevait une pectoriloquie distincte; mais, dans certains moments, la voix semblait s'arrêter dans le milieu du cylindre et ne pas arriver jusqu'à l'oreille.

Les battements du cœur n'offraient rien de particulier ; le pouls, fréquent, faible, peu développé, était à 94 ou 96 pulsations par minute.

Il n'existait ni sueurs nocturnes ni diarrhée ; les forces
étaient fort diminuées. Une conversation un peu soutenue , le décubitus horizontal dans quelque sens que ce
fût , causaient de l'oppression , et M. D..., éloigné de
toute occupation par le malaise qu'elle causait , était
profondément découragé.

La première séance sous l'appareil médico-pneumatique de M. Tabarié eut lieu le 11 mai ; elle fut remarquable par le bien-être que le malade ressentit pendant sa
durée ; il ne toussa pas du tout, et son pouls, qui était au
début à 94 pulsations par minute, n'était plus à la fin
qu'à 85. Le lendemain , il y eut encore quelques crachats
sanguinolents.

Après la seconde séance, la toux était bien moins
facile à provoquer. La troisième diminua l'oppression au
point que la marche était mieux supportée , que le décubitus horizontal était possible et qu'il se prolongea pendant
plusieurs heures sans réveiller ni la dyspnée ni la toux ,
qui ne se montra pas de toute la nuit. Le goût du travail
commençait à se manifester , et confirmait dans l'esprit
du malade l'amélioration dont il avait déjà le sentiment.

En examinant la manière dont la respiration s'accomplissait après la quatrième séance , on trouvait dans le
poumon gauche moins de différence dans l'intensité du
bruit vésiculaire au sommet et à la base de cet organe;
dans cette dernière partie , les deux temps d'inspiration
et d'expiration étaient aussi devenus plus distincts. La
voix elle-même semblait ne plus s'entendre d'une manière
aussi marquée , sous la clavicule gauche. Ces heureuses

modifications progressaient chaque jour, et déjà, après le huitième bain d'air comprimé, l'auscultation trouvait dans la partie inférieure du poumon gauche un bruit vésiculaire beaucoup plus libre. On sentait que dans une longue inspiration, l'expansion pulmonaire était devenue plus grande et plus facile. Cette longue inspiration elle-même, qui causait autrefois une douleur forte et constante, n'en déterminait plus que par intervalle et d'une manière à peine sensible. Le râle sous-crépitant avait cessé, la pectoriloquie diminuait aussi de force et l'expectoration, moins abondante, offrait une teinte moins verte, moins sale. La toux avait presque disparu pendant le jour; elle revenait rarement durant la nuit, et reproduisait encore quelquefois, à la bouche, le mauvais goût que les crachats avaient dans le principe. L'oppression avait beaucoup diminué, elle avait fait place à un sentiment de bien-être général si prononcé, que, tout en se réjouissant d'un résultat si prompt et si heureux, M. D... n'osait pas encore croire à sa durée.

Cependant, après la dixième séance la respiration avait retrouvé dans toute la poitrine sa liberté et sa force naturelles; les inspirations les plus profondes s'accomplissaient sans réveiller la toux; il n'existait plus de râle sous-crépitant, plus de pectoriloquie, plus de fréquence fébrile dans le pouls; les forces étaient revenues, et M. D..., rappelé à Avignon par des circonstances impérieuses, abandonna son traitement.

Encouragé par l'amélioration de sa santé qui se prononçait chaque jour davantage, il reprit ses travaux;

mais assez imprudent pour quitter de trop bonne heure
ses vêtements d'hiver, **M. D...** fut, un soir, en rentrant
chez lui, saisi par un vent très-froid, et ressentit sur-le-
champ un violent point de côté à gauche. Pendant neuf
jours il garda le lit sans suivre aucun traitement, et dès
que la douleur fut un peu calmée, il se mit en route pour
Montpellier. **M. D...** y arriva ayant encore de la fièvre,
de l'oppression, de la douleur et de la matité à la partie
inférieure et postérieure du poumon gauche, où le bruit
vésiculaire ne s'entendait plus. La toux, qui avait reparu,
ramenait quelques crachats muqueux et teints de sang.
L'amaigrissement s'était de nouveau prononcé, les forces
avaient diminué et s'affaiblissaient de plus en plus par
des sueurs nocturnes assez considérables.

Cet accident survenu au milieu d'une santé qui se
fortifiait chaque jour, ne réveilla pas les anciens symptômes. Il fit sur-le-champ recourir encore aux bains
d'air comprimé, et onze séances suffirent pour dissiper
toutes ces fâcheuses lésions. Bien rétabli pour la seconde
fois, **M. D...** se rendit aux Eaux-Bonnes. Depuis lors,
je l'ai revu maintes fois, jouissant d'une excellente santé
et doué d'un embonpoint aussi prononcé que sa maigreur
avait été extrême.

Voilà encore un exemple de phthisie pulmonaire
parvenue à un degré très-avancé, qui a cédé très-rapi-
dement et d'une manière bien complète à l'action de
l'air comprimé. Comme dans l'observation précédente,
on a été frappé, sans doute, de la rapidité avec laquelle

avait complètement disparu la manifestation de la voix observée sous la clavicule gauche. Ici la pectoriloquie était peut-être moins positivement caractérisée que chez Mme L... [1], un certain nombre de mots ou de syllabes, en *s'arrêtant* au milieu du cylindre, pouvaient donner moins de valeur à ce symptôme ; mais cependant il n'eût pas disparu, s'il n'eût pas été le résultat d'une lésion pathologique.

XXXIIIe OBSERVATION.

Hémoptysies fréquentes et considérables; phthisie pulmonaire.

Monsieur G..., de Mulhouse, âgé de 28 ans, d'un tempérament bilioso-sanguin, d'une constitution athlétique, s'était livré depuis fort longtemps aux excès les plus grands et les plus soutenus de fatigue corporelle, soit en allant à la chasse de jour et de nuit, par les temps les plus froids et les plus humides ; soit en se livrant à la pêche, pour laquelle il bravait sans aucune précaution toutes les intempéries des saisons. Il en était résulté, pendant cinq ou six ans, de fréquentes atteintes de catarrhes pulmonaires plus ou moins graves et d'hémoptysies souvent très-abondantes. Ces divers accidents, soignés sans suite et sans régularité, avaient fini par déterminer un état des plus fâcheux, et ce fut dans la période la plus avancée de la phthisie pulmonaire, que M. G... quitta Mulhouse, pour passer à Hyères l'hiver de 1844.

[1] Obs. XXXIe.

Après la mauvaise saison, M. G... vint à Montpellier, dans les derniers jours du mois d'avril.

Il avait alors la fièvre d'une manière continue, des sueurs constantes chaque nuit, une toux très-fatigante, qui, le matin surtout, amenait en assez grande quantité une expectoration épaisse, globuleuse, d'un blanc grisâtre sale, entourée d'une salive visqueuse. Sa voix était cassée ; sa respiration, courte, fréquente, s'accompagnait à chaque inspiration de la dilatation des narines. Une longue inspiration était difficile, elle réveillait la toux et causait de la douleur dans le côté gauche du thorax. La marche était impossible à cause de la faiblesse du malade et de l'oppression qu'elle causait. Cette faiblesse, résultat inévitable de la maladie elle-même, devait aussi s'être augmentée par l'habitude qu'avait prise M. G..., depuis quatre à cinq mois, de se purger tous les jours avec dix grammes de sulfate de magnésie.

La percussion était sonore à droite ; elle l'était bien moins dans tout le poumon gauche, quoique toute sonorité n'y fût pas éteinte.

L'auscultation faisait entendre, à droite, un souffle respiratoire si prononcé, qu'il approchait du caractère puéril.

A gauche, on l'entendait aussi dans tout le poumon, mais il était plus faible, et dans les deux tiers inférieurs de cet organe, en arrière, par côté et en avant, il s'accompagnait du râle crépitant. Sous la clavicule, le souffle respiratoire était plus net, mais il avait quelque chose de sec et tenait un peu du bruit de frottement.

L'auscultation de la voix ne donnait rien de particulier à droite et en avant. A gauche, sous les deux tiers
internes de la clavicule et dans une assez grande surface,
on entendait nettement la pectoriloquic. En arrière des
deux côtés du rachis, entre lui et les bords des omoplates,
on entendait de la bronchophonie, plus prononcée à
gauche qu'à droite.

Le pouls était fréquent, régulier, assez développé, eu
égard à l'extrême faiblesse de M. G..., que le moindre
mouvement fatiguait, rendait haletant, et qu'il fallait
soutenir quand il voulait faire quelques pas dans sa chambre. Sa maigreur était très-prononcée, mais elle laissait
encore reconnaître une de ces puissantes organisations
qui n'avait pu fléchir que sous les atteintes les plus rudes
et les plus répétées. La figure était d'une pâleur livide,
elle exprimait une grande anxiété; les yeux étaient caves,
les sclérotiques bleuâtres.

Après quelques jours de repos, pendant lesquels on
fit usage de divers sirops adoucissants, en renonçant à
l'emploi journalier des purgatifs, M. G... commença, le
6 mai 1844, l'usage des bains d'air comprimé, et ressentit tout de suite sous l'appareil une grande facilité pour
respirer.

Lorsque M. G... eut prit six bains, l'oppression avait
tant diminué que, au retour de l'établissement, il montait
à son appartement au premier étage sans le secours de
personne et n'éprouvait que très-peu d'essouflement; il
rendait compte de ce qu'il éprouvait, en disant que sa
respiration devenue beaucoup plus longue, lui paraissait

s'accomplir d'une manière plus utile pour lui. Déjà la
percussion donnait, du côté gauche du thorax, un son
beaucoup plus clair. Le râle crépitant que, dans le principe, on observait de ce même côté, était moins prononcé, et partout où il avait diminué on entendait du
râle sibilant, qui n'existait pas auparavant. L'expectoration était moins abondante; les crachats, moins globuleux,
étaient plus diffluents et moins sales.

Les sueurs nocturnes avaient bien diminué ; le pouls,
régulier, assez développé, battait 84 fois par minute ;
la figure était plus naturelle, elle exprimait moins d'angoisses ; le teint était moins livide.

Le douzième bain avait encore amélioré cet état. La
respiration était devenue plus libre, la toux plus rare,
l'expectoration moins abondante; le côté gauche était
partout plus sonore, il l'était presque autant que le droit;
le râle crépitant et le râle sibilant avaient tout à fait cessé
par derrière et sur le côté ; le dernier seul s'entendait un
peu en avant. La bronchophonie entendue sur les côtés
du rachis et la pectoriloquie, manifeste sous la clavicule
gauche, n'étaient nullement modifiées.

Les bains d'air furent interrompus pour quelques
jours, à cause de l'ennui qu'y éprouvait M. G.... L'amélioration obtenue continuait pourtant sa marche progressive. La respiration, devenue beaucoup plus libre, permettait au malade de supporter aisément une longue
promenade à pied ; ses forces revenaient chaque jour, et
avec elles revenaient aussi les écarts de régime. Une
course à la campagne, au milieu de prairies humides,

par un jour de vent très-violent et très-froid, malgré lequel M. G... avait quitté son gilet de flanelle, fut sans doute la cause d'une violente hémoptysie qui survint le lendemain. Calmée par les moyens usités en pareil cas, elle reparut avec la même intensité et à plusieurs reprises, dans l'espace de quelques jours, au bout desquels M. G... succomba.

Il est évident que, malgré les symptômes les plus graves d'une phthisie pulmonaire fort avancée, l'air comprimé avait déjà amendé l'état du malade. Son effet le plus marqué portait sans doute sur l'engorgement dont la base du poumon gauche était le siége ; mais quand l'expectoration elle-même se trouvait modifiée et dans sa quantité et dans son aspect, n'était-ce pas une raison de croire que l'ulcération pulmonaire ressentait aussi quelque effet de l'air comprimé ? S'il en était ainsi, si cette supposition se trouvait, comme je suis porté à le croire, tout à fait en rapport avec les faits, on peut se demander si plus de sagesse, plus de persévérance dans l'emploi de ce moyen, n'auraient pas été dans le cas de prévenir une aussi funeste issue ? L'observation par laquelle je vais terminer rendra peut-être cette supposition plus vraisemblable en constatant, après plus de persistance, un succès plus avancé, mais une fin aussi déplorable, par cela même que cette persévérance ne fut pas soutenue jusqu'au bout.

XXXIVe OBSERVATION.

Phthisie pulmonaire à marche aiguë.

Mademoiselle B... du Vigan, âgée de 21 ans, d'un tempérament lymphatique sanguin, avait été réglée à 16 ans, et la menstruation s'était constamment reproduite avec exactitude. Cette jeune fille avait toujours joui d'une bonne santé, elle en avait les plus brillantes apparences, et, n'ayant jamais éprouvé la plus légère affection de poitrine, ne paraissait nullement menacée du sort dont quelques membres de sa famille avaient été frappés. Deux de ses oncles paternels étaient morts phthisiques.

Voici le résumé des détails que M. le docteur Duffour, médecin au Vigan, me transmettait, le 2 juillet 1840, en m'adressant la malade.

La maladie de Mlle B... datait de deux mois environ ; elle avait eu pour cause déterminante l'exposition à l'air froid pendant que le corps était en sueur. Des frissons, de la lassitude dans les jambes, une grande céphalalgie avaient ouvert la scène morbide ; bientôt l'appétit avait disparu, une toux opiniâtre s'était manifestée et le flux menstruel avait éprouvé un retard de quelques jours.

D'abord, on avait fait peu de cas de ces symptômes ; cependant, leur intensité s'augmentant tous les jours et le dépérissement de la malade devenant évident, M. le docteur Duffour fut appelé. La toux , l'expectoration ,

une fièvre constante, l'apparition journalière d'exacerbations précédées d'un froid intense et prolongé , des
sueurs nocturnes, la suppression complète du flux menstruel, l'amaigrissement toujours croissant, vinrent augmenter les craintes des parents de cette jeune fille, dont
l'état s'aggravait rapidement, malgré l'action d'un traitement sagement dirigé.

Mlle B... se rendit à Montpellier, où je l'examinai pour
la première fois, le 4 juillet 1840. Elle était fort amaigrie, ses traits étaient tirés, ses yeux cernés et enfouis
dans leurs orbites, ses pommettes colorées d'un rouge
vif et borné. Le fond du teint était pâle.

Chaque jour, à 11 heures du matin, un froid intense,
qui durait près de deux heures, était suivi d'une chaleur générale des plus vives, et qui, dans la nuit seulement, se terminait par des sueurs, plus abondantes sur
la poitrine que sur le reste du corps.

La respiration était courte et fréquente ; le moindre
mouvement augmentait l'oppression ; il en était de même
du décubitus horizontal, soit sur le dos, soit sur les
côtés.

La malade ressentait parfois, au-dessus du sein droit,
une douleur qui n'avait jamais été continue. La percussion donnait partout un son à peu près naturel.

L'auscultation recueillait un bruit respiratoire libre
et affranchi de tout mélange pathologique, dans toute la
poitrine, si ce n'est sous la clavicule droite où il se montrait plus obscur. Là, vers le milieu de la longueur de
cet os, à peu de distance de son bord inférieur et dans

l'étendue de trois ou quatre centimètres carrés environ,
la pectoriloquie était manifeste et la toux soulevait un
liquide qui produisait du gargouillement.

La toux était peu continue dans le jour ; elle était plus
fréquente le soir et plus encore le matin. L'expectoration,
assez abondante, était presque entièrement composée de
matière tuberculeuse d'un blanc verdâtre, sale ; elle se
faisait avec facilité.

L'appétit était peu prononcé ; mais les aliments que
la malade prenait étaient bien digérés ; la toux, en se
prolongeant, réveillait quelquefois une vive douleur
épigastrique.

Le pouls était vif, fréquent, très-irrégulier et assez
résistant, quoiqu'il offrît peu de plénitude.

Pendant quelques jours on mit en usage des loochs
gommeux, des pilules avec l'extrait de jusquiame, la
digitale et la thrydace, et l'on appliqua entre les épaules
un emplâtre stibié. Les effets obtenus furent à peu près
nuls, et après quelques hésitations on commença, le 7
juillet 1840, l'usage des bains d'air comprimé. C'était,
comme on le voit par cette date, l'un des premiers
faits de ce genre, au traitement duquel j'appliquais ce
nouvel agent thérapeutique.

La première séance eut lieu le soir, à 5 heures, au
moment où la chaleur fébrile de tous les jours était fort
élevée. L'oppression était vive, la figure très-colorée ; le
pouls était alors à 114 pulsations, la fièvre seule causait cette vitesse ; la malade s'était rendue à l'appareil,
en chaise à porteur.

Sous l'appareil, Mlle B... éprouva bientôt une grande
liberté pour respirer ; la chaleur fébrile manifesta d'abord
de nombreuses variations, mais elle finit par diminuer ;
le pouls perdit encore peu de sa fréquence, il resta à 110,
mais la figure pâlit à tel point que toute la rougeur des
pommettes avait disparu ; la pâleur était générale.

Après le second bain, le froid fébrile, qui paraissait
tous les jours à onze heures du matin, manqua tout à
fait.

Déjà la respiration était moins courte et moins fréquente hors de l'appareil, après le troisième bain ; la
malade elle-même la trouvait plus libre et plus longue ;
son pouls, qui avait atteint jusqu'à 120 pulsations par
minute, n'était plus déjà qu'à 90. Les sueurs nocturnes
étaient aussi moins abondantes.

Le décubitus horizontal devint possible sur les côtés
après la quatrième séance. L'expectoration, moins copieuse, était toujours en grande partie formée par la
même matière tuberculeuse, mais celle-ci était moins
consistante et entourée de plus de sérosité. La pectoriloquie et le gargouillement restaient les mêmes. Le froid
fébrile du matin avait reparu ce jour-là, mais comme de
légers frissons qui se dissipèrent au bout de dix minutes.

Après la sixième séance, la malade se trouvait mieux
que jamais ; seulement, comme la fièvre diminuait beaucoup et ne lui causait plus la même excitation, elle se
sentait plus faible ; le pouls n'était plus qu'à 84 pulsations par minute. Le froid fébrile s'était réduit à une
légère tendance à un refroidissement passager. La toux,

très-rare, ne causait plus de douleur épigastrique. L'expectoration, bien moins abondante, ne contenait plus
qu'un tiers environ de matière tuberculeuse, le reste était
de la salive. De longues inspirations s'accomplissaient
sans la gêne que la malade ressentait autrefois, et qui
les rendait incomplètes à cause de la toux qui se manifestait sur-le-champ.

Un léger retour du froid fébrile et de la chaleur qui
lui succédait, fut causé par l'imprudence de la malade
qui se découvrit entièrement pendant la nuit. Cet état se
soutint quelques jours, malgré l'emploi du sulfate de
quinine, que je voulus opposer à cette apparente périodi-
cité, et qu'il fallut abandonner sans qu'il en eût triomphé.
Sous les autres rapports, l'amélioration obtenue resta,
sans s'affaiblir en aucune façon.

Les bains d'air comprimé, continués sans cet auxi-
liaire, soutinrent leur bienfaisante influence ; après le
seizième, le froid fébrile n'existait plus ; les nuits étaient
sans sueurs, le pouls ne donnait que 75 à 80 pulsations
par minute. La toux, devenue rare, ne déterminait plus
qu'une expectoration très-peu abondante et contenant
une faible proportion de matière tuberculeuse, à peine du
volume d'une lentille. L'oppression était nulle et la respiration semblait aussi calme que dans l'état de santé.
Les forces étaient beaucoup augmentées et les digestions continuaient à se faire avec régularité.

Dès le dix-septième bain, il survint vers la fin de la
séance, un peu de chaleur et de sueur, et le même phénomène se renouvelant aux deux séances suivantes, on
jugea nécessaire de les interrompre momentanément.

La malade se trouvait alors dans l'état suivant :

Il n'y avait plus de froid fébrile ; la chaleur était peu prononcée, de courte durée ; les sueurs nocturnes ne reparaissaient plus depuis longtemps, et le matin la fièvre était à peu près nulle. La toux, rare et sans expectoration dans le jour, ne troublait jamais le repos de la nuit, et le matin quelques quintes peu prolongées déterminaient à peine l'expectoration de quelques crachats où la matière tuberculeuse était presque nulle ; elle paraissait changée de nature, sa couleur était moins verdâtre, moins sale que dans le principe. La pectoriloquie s'entendait toujours sous la clavicule droite, mais l'espace dans lequel on pouvait encore la constater s'était resserré dans tous les sens ; la voix paraissait plus aiguë et la toux causait beaucoup moins de gargouillement.

La malade sentait sa respiration plus libre et plus étendue ; sa figure était plus pâle ; elle restait amaigrie et ses forces conservaient ce qu'elles avaient gagné d'augmentation. Mlle B... pouvait alors se permettre de sortir à pied, sans être fatiguée par de petites promenades ; malgré cela l'ennui la gagna ; un vif désir de retourner au Vigan, d'y passer l'intervalle de repos que nous voulions mettre entre les bains qu'elle avait déjà pris et ceux qui étaient encore nécessaires à sa guérison, ne put être combattu par aucune raison : la malade partit. Le mieux qu'elle éprouvait était si inattendu, qu'elle se disait guérie ; trompée par les apparences, sa famille elle-même se laissa aller à cette douce illusion, et, malgré les recommandations que j'avais faites en laissant à regret partir Mlle B...; malgré les avis pressants et réitérés que lui donnait M. le docteur Duffour, de la nécessité de revenir faire usage de l'air comprimé, elle resta au Vigan. Bientôt les symptômes s'aggravèrent de nouveau, et la phthisie pulmonaire, un moment enrayée, reprit la marche suraiguë qu'elle avait offerte dans le principe, et termina rapidement l'existence de Mlle B...

L'issue de cette maladie aurait-elle été plus heureuse, aurions-nous obtenu une guérison plus complète si plus de persévérance avait permis un emploi convenablement prolongé de l'air comprimé? Je ne veux encore déduire aucune assertion positive du petit nombre de faits que je viens de rapporter. Je ne les ai mis en avant que comme une indication des applications qu'il est utile de tenter, que comme la justification de celles que je continue, et que je publierai aussitôt qu'aux observations que je possède, j'en pourrai joindre d'assez nombreuses, d'assez concluantes pour établir, par des résultats aussi positifs et aussi constants qu'il est permis de les trouver en médecine, ce qu'on peut attendre de l'emploi de l'air comprimé dans le traitement de la phthisie pulmonaire. Mais, dans un exemple qui serait semblable à celui que je viens de rapporter, si, sous l'influence d'un traitement dont tel ou tel remède connu aurait fait la base, la fièvre avait cessé; si les sueurs nocturnes avaient disparu; si la toux s'était réduite à deux ou trois quintes survenant le matin, pour n'entraîner dans quelques crachats qu'une quantité presque imperceptible de matière tuberculeuse ; si la pectoriloquie s'était éteinte dans une partie de l'espace où elle s'entendait d'abord , et qu'avec tout cela les forces digestives, toujours en bon état, eussent déjà commencé à relever les forces ; je le laisse à penser : qu'aurait-on dit de l'action de ce remède ?

Je ne me hâterai pas de conclure au sujet de celle du bain d'air comprimé. La question se présente , sans doute , sous des apparences bien propres à faire espérer d'heureux résultats ; mais c'est une raison de plus pour ne la juger qu'avec des faits nombreux et sévèrement discutés.

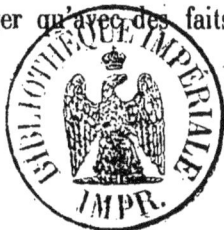

TABLE DES MATIÈRES.

Emploi du bain d'air comprimé dans le traitement de diverses maladies.

Pag.

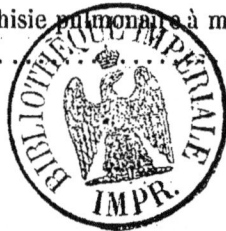

FIN DE LA TABLE.

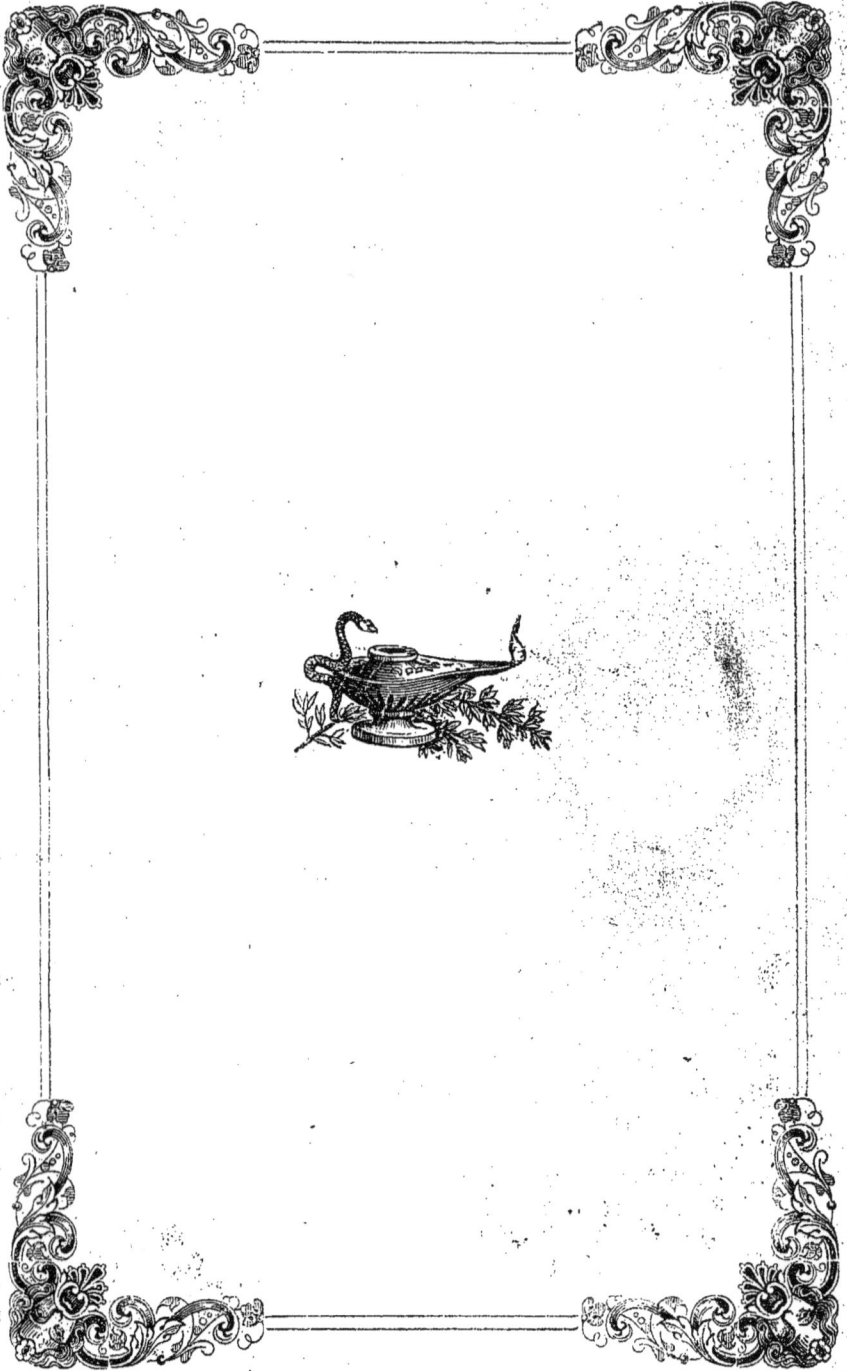

qramcontent.com/pod-product-compliance
Source LLC
burg PA
253200326
00010B/1773